ちくま文庫

風邪の効用

野口晴哉

筑摩書房

目次

風邪の効用　二

自然の経過を乱すもの

風邪のいろいろ

風邪の効用

序

風邪は誰も引くし、またいつもある。夏でも、冬でも、秋でも、春でも、どこかで誰かが引いている。他の病気のように季節があったり稀にしかないのと違って年中ある。しかし稀に風邪を引かない人もいる。本当に丈夫でその生活が体に適っているか、そうでなければ適応感受性が鈍っているかであって、後者の場合、癌とか脳溢血とか、また心臓障害等になる傾向の人に多い。無病だと威張っていたらポックリ重い病気にやられてしまったという人が風邪に鈍い。最近、風邪の細菌が癌の治療を行なうとか、結核と癌は両立しないとかいう説が現われだしているが、もっともなことと思う。

体量配分を測定[*1]していると、配分比に乱れが多くなると風邪を引く人が多く、風邪を経過してしまうと、体量配分比は風邪を引く前よりバランスがとれるということが判る。風邪は自然の整体法なのではないかと、測定に当たった人達は考えるようになったが、風邪が偏《かたよ》り運動修正や潜在的偏り疲労の調整を行なっていることは事実である。

しかし風邪の治療に工夫し過ぎた人は、風邪を経過しても体量配分比の乱れは正されず、いよいよひどい偏りを示すこともある。風邪の後、体の重い人達がそれで、他の人は蛇が皮をぬいだようにサッパリし、新鮮な顔つきになる。風邪は万病のもとという言葉に脅かされて自然に経過することを忘れ、治さねば治らぬもののように思い込んで、風邪を引くような体の偏りを正すのだということを無視してしまうことはよくない。体を正し、生活を改め、経過を待つべきである。このようにすれば、風邪が体の掃除になり、安全弁としてのはたらきをもっていることが判るだろう。吾々は体癖修正のために進んでその活用を企画している。

昭和三十七年十二月

風邪の効用 一

風邪というもの

風邪についてお話ししようと思います。もうポツポツ流行の季節で、風邪を引く人が急に多くなっておりますから、一応風邪を引いた場合にどうしたらいいかをお話ししておきましょう。

私の経験から言うと、いろいろ病気はたくさんありますけれども、自分で手掛けて一番難しいのは風邪です。私も昔、病気を治すつもりで風邪を治療していましたが、その当時は風邪というのは千変万化して非常に正体が摑み難いものでした。肺炎なら十四日経つと経過する、だから十四日頑張ればいいというようにコースは決まっています。盲腸炎なら盲腸炎で、腰椎二番を押えればそれで痛みが止まり、内股の淋巴《りんぱ》を押えれば大便が自然に出だして行く、その大便が出るまでの間、胃袋をちょっと余分に働かせておけばそれでいいというようにコースが判っています。だからこれは幾日で治る、これはあと幾日というように、極めて簡単です。特別に難しい病気というものを私は感じたことがないのです。ところが風邪となると、治そうと思っていると簡単に通ってしまったり、油断していると他の病気に変化したりして非常に捉え難い。そこで、どういう体の人がどういう風邪を引くのか、またどういう体の人は風邪のどういう変化を警戒しなければならないのかということを調べだしましたが、各人各様、体の素質によって違う。いわば風邪が動機になって、体癖素質の研究というようなものに入っていったのです。そして病気を活用して体の癖を正そうというわけで体癖の修正ということを考えだしたのですが、そうなってもやはり風邪は難しい。油断していると活用しないうちになくなってしまう。また油断しているといつまでも残っているのです。

実際風邪くらい厄介なものはない。また操法[*2]しだして一番難しい病気は何かというと風邪です。今でも風邪というと体中を丁寧に調べて、それだけでは足りなくて、今度は過去の記録から何から全部調べて、それからこの風邪はどう経過するかということになるのです。それが判ってピタッと考えている通りに行くと、やっとその人の体に得心ができる。風邪で見間違えるようなうちは、まだその人の体を理解していない。

　風邪を引くとたいてい体が整うのです。そうかといって高を括っていると悪くなる。けれども体をよく知っていくと、この風邪はこれこれこういうコースでここへ残るとか、ここに残ったものはこれを処理すればすぐ治るとか、これこれこういうコースで体のこういう場処が良くなるというように予想して、ピッタリと間違いない。それもここ十年くらいのことで、それまではやはり摑まえ難かった。

　しかし今になっても未だに摑まえ難い。知っている人の風邪についてはもう全然懸念しませんが、まだ体を理解しきれない人の風邪については、やはり前と同じである。その難しい風邪を世間の人は簡単に風邪だと考えて片付ける。ちょっと風邪を引いたくらいだと言っている。まあ乱暴というより他ない。最近になって妊娠の初期に風邪を引くと障害のある子供ができるというようなことが言われるようになり、小児麻痺とか天然痘なども風邪の一種だということが判ってきて、風邪というものが、昔考えられていた風邪と少し違った角度で考えられるようになったので、こういう機会に風邪に対する考えが変わって、風邪というごく些細な体の変動に対する関心がもっと呼び起こされれば、健康を壊すような風邪の治し方もなくなり、風邪を引くことで健康が壊れるというようなこともなくなるのではなかろうかと思っています。

体の鈍り

健康な体というのは弾力があるのです。伸び縮みに幅があるのです。ところが、その人のいつも使い過ぎている場処、これを偏り疲労部分と言いますが、そういう使い過ぎというのは偏り運動ですから、偏り運動のいつも行なわれている処は偏り疲労が潜在してくる。自分では感じないけれども、触ると硬くなって、筋肉の伸び縮みの幅が非常に狭くなっている。ごく狭くなったのが年を取った状態、もっと狭くなったのはお墓に入った状態、つまり死んでしまうともう弾力がなくなってしまう。人間はだんだん弾力を失って死ぬのです。だから死ぬまでズーッと見ていても、たいていの人は順序通りで、特別急に死んだというようなことはないのです。

今でも活元運動などを誘導していると、背中が死んだ人と同じように硬張《こわば》ってしまって、力を抜いて下さいと言うと逆に入ってしまう人があります。抜くというのも、入れるというのも、その人にとって変わらない。いや、抜こうとするほど入ってしまう。そういうように体が鈍くなってしまっていると、病気も感じない、異常も感じない、それでいて自分は丈夫なつもりでいて、突然バタッと倒れる。それで急に死んだからといっても、もう硬張って鈍くなって死ぬ一歩手前まで行っているのだから、不意に死んでも本当は不意ではないのですけれど、まあ、それまで何ともないつもりでいるから、不意とか、突然とか、偶然とか言って、高血圧を恐がりますが、その前に体の弾力という面から体を見ていくと、突然、脳溢血で倒れるのも癌になるのも、決して偶然ではないのです。癌にしても白血病にしても肝臓病にしても、或は脳溢血にしても、自覚しないうちにフッと病気が重くなり、自覚した時は間に合わないというのが今の病気の特徴です。そういうのはその根本に鈍くなっている体がある。

偏り疲労と風邪

ところが風邪を引くと、鈍い体が一応弾力を恢復《かいふく》するのです。だから血圧が高い人は血圧が低くなってくる。血圧が低くなるというよりは血管が柔らかくなってくる。血管にも弾力性というものがあって、体の中の血管の弾力がなくなって血管が硬張ってくる、すると破れやすい。つまり弾力があるうちは血圧がいくら高くとも破れないが、血管の弾力がなくなると破れてしまう。だから血圧というより、むしろ血管の硬化といいますか、血管の弾力状態の方が問題である。まあ、これは血管だけでなく、人間の体中、或は心も含めて人間全体の弾力性というものを失わないように生活すれば、突然倒れるとかいうようなことはないわけですが、もし硬張ったとしても風邪を引くと治ってしまう。

だから、体を使っているうちに、或る一部分が偏り疲労の潜在状態になって、そういう部分の弾力性が欠けてくると風邪を引き、風邪を引いた後、恢復してくる。それで私は風邪は病気というよりも、風邪自体が治療行為ではなかろうかと考えている。ただ風邪を完全に経過しないで治してしまうことばかり考えるから、ふだんの体の弱い処をそのまま残して、また風邪を引く。風邪を引く原因である偏り疲労、もっと元をいえば体の偏り運動習性というべきものですが、その偏り運動習性を正すことをしないで、いつでも或る処にばかり負担をかけているから、体は風邪を繰り返す必要が出てくる。それでも繰り返せるうちは保証があるが、風邪を引かなくなってしまったら、もうバタッと倒れるのを待つばかりである。癌になる人とか脳溢血になる人とかいうのを丁寧に見ると皆、共通して風邪も引かないという人が多い。長生きしている人を見ると、絶えず風邪を引いたり、寒くなると急に鼻水が出るというような、いわゆる病み抜いたという人である。鼻水が出るというのは空気の中にあるいろいろな悪いものに対する一種の抵抗力の現われですから、鼻水など出るようなら、まあ体中が敏感であると言えるわけです。

人間が風邪を引くというはたらきをもっていながら、なぜ体が硬張っていくのかというと、風邪を治したり、風邪を予防したり、風邪に鈍くなるようなことを講じているからです。例えば冷水摩擦やいろいろな鍛錬をして風邪を引かなくなったとしても、それは体中顔にしてしまったようなもので、まあ川越人足と同じようなものです。脳溢血などをやる人を見ると、そういう冷水摩擦組というのが非常に多い。いや、冷水摩擦に限らず、体や心を硬張らせ鈍らせたためという人が多い。肩が凝るとか、首が凝るとかいうことを感じているうちは倒れないけれども、そういうのを感じなくなるとバタッといく。ところが上手に風邪さえ引けば、血圧も下がるし、体の硬張りもなくなるし、或る一部分が冒されるようなこともなくなってくる。

だから風邪を引くと脳溢血にならない。皆さんも脳溢血になった人の過去を丁寧に見てごらんなさい。或る時期から急に風邪を引かなくなっている。必ずそういう時期がある。ところが活元運動をやると、一時風邪を引きやすくなって、それから風邪を引かなくなるが、風邪を引きやすくなっている期間をよく見ると、体の方々の偏り運動が調整されて、硬張った筋肉が弾力性を恢復してくる。だから体を丁寧に見ると、今日の風邪はこの部分を弛《ゆる》める、今日の風邪はこの部分の恢復、だからどのくらい風邪を引いたら経過する、というようなことも見ることができる。

そういうように見ていくと、それぞれの偏り運動によって風邪にも癖があり、偏り運動の溜まっている部分によって風邪の経過にもいろいろ違いがあることが判る。だからその人の体の性質を本当に知り抜かないうちは風邪の操法ということはできない。いや、風邪を経過して、後を良くするようにするということは難しい。早く風邪を治そうとして熱を下げようとしたり、咳を止めようとしたり、そういう中断法ばかり講じていると、風邪を治そうとしながら体が硬張り、治療しながら体がだんだん鈍くなるというようなことになる。

風邪は治療すべきものか

私は体を整える方を主にするのだから、病気を治すために体を悪くするようなことは嫌だと思っている。例えば、瘭疽《ひょうそ》などをすれば指を切ってこれで治ったと言うのですけれども、切った指は永久にそのまま歪んだ形をしている。そういうのは治ったのではなくて、瘭疽の他にもう一つ、治療と称して体を傷つけたのだと私は思うのです。そういうのは本当の治療ではない。よく子宮や卵巣を除《と》ってしまっている人があります。そうして御亭主は或る期間、そのエネルギーの排《は》け口の対象となって散々八つ当たりされて困っている人がありますけれども、子宮がなければその鬱散場処が変わるのは当たり前のことで、その人としては已むを得ない。だからそういうことをするのが治療だと考えていることが間違いなのです。やはり天然のまま傷つけず、むしろそれを鈍らせず、萎縮させず、自然のままの体であるようにするのでなければ、本当の意味の治療とはいえないのではあるまいか。

最近のように臓器を除られている人が多いと、私のように体の自然のはたらきというものを利用して健康を保って行こうとするものには、とても不便なのです。まあ心臓がないという人はありませんが、腎臓がなかったり、子宮がなかったり、卵巣がなかったりする人はザラで、そういう人を円満に治そうなどと考えても不可能である。だからいちいち、どこか切った処はありませんかと訊《き》かなくてはならない。ひどい人は「胃癌になるといけないから胃袋を除りました」と言う。胃袋さえなければ胃癌にならないと……。それなら首を切っておけば万病にならない。

とにかく、天然の体をできるだけ天然に保たなくてはならない。そうなるといろいろな治療行為よりは、却って風邪を上手に引き、上手に経過するということの方が意義があるのではなかろうか。だからいろいろな病気を治す方法よりは、風邪を上手に経過する生活法といいますか、それを会得しておけば、癌になるとか、脳溢血になるとか、そういう麻痺した体も正すことができる。従ってそういうような病気にならないですむ。

風邪は経過するもの

頭を使い過ぎて頭が疲れても風邪を引く。消化器に余分な負担をかけた後でも風邪を引く。腎臓のはたらきを余分にした後でも風邪を引く。とにかく体のどこかに偏り運動が行なわれ、働かせ過ぎた処ができると風邪を引く。だからお酒を飲み過ぎて絶えず肝臓を腫らしている人は肝臓系統の風邪を引く。ふだん余分に栄養物を摂って腎臓を腫らしている人は腎臓の系統の風邪を引く。しょっちゅう心配している人は神経系統の風邪を引く。そうやってそれぞれその人なりの風邪を引くと、その偏って疲れている処がまず弾力性を恢復してきて、風邪を経過した後は弾力のあるピッチリした体になる。

　だから風邪というものは治療するのではなくて、経過するものでなくてはならない。しかし経過するにしても、その体の性質をよく知らないとそれができない。それで私はそこから入っていって体癖素質というものを見つけるようになったのですが、とにかく風邪は難しい。大概の人は風邪を引くような偏り疲労を潜在させる生活を改めないで、風邪を途中で中断してしまうようなことばかり繰り返しているのだから、いつまでも体が丈夫にならないのは当然である。まあ風邪とか下痢とかいうのは、一番体を保つのに重要というよりは、軽いうちに何度もやると丈夫になる体のはたらきであり、風邪と下痢の処理ということが無理なく行なわれるか行なわれないかということが、その体を健康で新しいまま保つか、どこかを硬張らせ、弾力を欠いた体にしてしまうかということの境になる。本当は愉気法を病気にならない前に使ってゆこうとすると、風邪をどう経過するか、下痢をどう経過するかということが最も重要な問題になる。

風邪はそういうわけで、敏感な人が早く風邪を引く。だから細かく風邪をチョクチョク引く方が体は丈夫です。だから私などはよく風邪を引きます。ただし四十分から二時間くらいで経過してしまう。クシャミを二十回もするとたいてい風邪は出て行ってしまう。風邪を引いた時のクシャミというのは一回毎に体中が弛んでいく。慣れているから自分で判るのです。そしてそのクシャミが響く処によって、少し飲み過ぎてしまったなとか、少し食い過ぎているなとか、少し頭を余分に使い過ぎたなと思う。そして風邪を引いてクシャミをする度に体の使い方を反省する。

背骨で呼吸する

私自身の風邪に対する処理方法は極めて簡単なのです。背骨で息をする、息をズーッと背骨に吸い込む。吸い込んでいくとだんだん背骨が伸びて、だんだん反《そ》ってくる、反りきると背骨に少し汗が出てくる。その間は二分か三分くらいです。汗が出たらちょっと体を捻ってそれで終える。背骨に気を通すと、通りの悪い処がある、そこが偏り疲労の個処《かしょ》であり、それに一生懸命行気をし、そこで呼吸をする。それでも通りの悪い処があれば、人に愉気してもらう。私はたいていの場合、活元運動をやってしまう。

処理方法はそれだけですが、たいていは背骨で息をするというだけで通っている。だから他の人がいろいろなことを言っても、私は自分の健康法として、また自分の心の拠り所として背骨で息をするということをやっています。背骨に気を通すということだけで、とにかく四十年間、私は自分の体を整えてきました。下痢をした時は腰で息をする、風邪を引いた時は自分で胸椎に息を吸い込むという、それだけですんできました。

この背骨で呼吸をするというのは、合掌行気の時、掌で呼吸をするというそれを背骨でやるだけのことで、これなら坐っていても寝ていても、腰掛けていても立っていてもできる。私は字を書いたり、人の体を操法したりする時でも、自分の背骨に気を通すことをやっている。今こうやって話をしながらでも、背骨に息を通せる。だからそのために特別な時間を必要としない。

ともかく健康法をやるとか何をやるとかいっても、毎日健康法のために何十分間か何時間かを費やせる人は幸せですけれど、暇のない人ができないという健康法では困る。背骨で呼吸をする。これはもう上手になれば一度か二度通せばよい。今私の背中に汗が出てきましたが、背骨に気が通ったらその証拠が出るのです。だから背骨に気を通して汗が出なければ通したつもりだけなのです。背骨にズーッと気を通していると或る部分に汗が出る。ああ、そこの風邪だったな、と判る。だから自分の風邪は少しも面倒でない。

風邪の活用

背骨に気を通すと汗の出る処はいつも決まっている。それは誰も体の使い方に癖があって、その部分にだけ偏り疲労を潜在させるからです。だから本当に風邪を経過するのには、その人のふだんの体運動習性といいますか、体の動かし方の癖、或は体の疲労が溜まっている場処、そういう体の癖を知って、その部分の処理さえすればいいのです。その部分をちょっと手伝えばいいのだから、その人の体の疲労の潜在している場処さえ判れば非常に簡単なのですが、それがあべこべに、風邪を治す場合にはどこを押えたらいいのかと、風邪はどういう治療方法をとったらいいのか、風邪を治す愉気法はどうやったらいいのかというようなことになると、非常に難しくなってくる。風邪をきっちり治せればもう千の病気に対処する力がある。いや、風邪を上手に経過させることができれば、まず難病を治せるといってもいい。癌が難しいといっても、風邪の難しさとは比べ物にならない。癌などでも風邪を引けば治ってくる。ごく最近、癌に風邪の細菌を付けたら癌がなくなってしまった、それで風邪を引くことは癌の治療法になるというような説が出てきましたが、癌に限らず、血管硬化に限らず、風邪というのは鈍った体に対する特効薬であろうと思う。

では風邪はどこを整体したらいいかといっても、私共から言えば、その偏り疲労の潜在個処、その弾力を欠いている処、そこを調整すれば風邪は要らなくなって治ってしまうのだから、風邪の要らなくなるような体を作ることが大切で、そこだけ整体すればいいと言えるわけですが、さてその場処がどこかとなると、百人いれば百人違うのです。その人のそこをピタッと摑まえればすぐ治ってしまうのに、見当違いの処をウンウン気張って押えていてもこれは難しい。そこで風邪に対する操法となると、非常に難しくなって説明できないということになる。けれども端的に言えば、ふだんから一番疲れが溜まっている処、ふだん余分に使っている処、そこに手を当てて感応をはかればいい。それだけやればいいのです。だから風邪の操法の説明としては、潜在疲労個処に対する愉気です。

そういう処はもう愉気を要求している。体が恢復しようとする動きが風邪の現象だから、鈍ったままだったら風邪を引かない。風邪を引くということ自体が、もう治ろうとする要求だから、感応をはかりさえすれば良くなる。実際、そうすると皆一晩で通ってしまう。風邪を二晩も三晩も宵越ししたなどというのは相当鈍い体で、まあなるべくなら引いたその日のうちに良くなるような、早いうちに風邪を引けるような体になっているのがいい。三日も四日もかからなくては抜けないというほど鈍くなっていたのではいけないが、それでも風邪を引くうちはまだいい。

ところが、どういう人の、どういう処に疲労が潜在しているのかとなったら、その人の体の使い方を丁寧に識別するより他ない。そうなると非常に難しい問題になる。幸いそのために体量配分移動方向の類型を求め、その体の特性を明らかにすることによって体癖を分類していますので、体の使い方の癖を見ることは割に簡単です。その分類した体癖によって偏り疲労の潜在している場処、即ち気のつかえる処を調べてありますので、それによればそう難しいことはない。

前屈体癖の人の風邪

例えば体が前屈しやすい人がある。体が疲れると、いつも前屈みになってくる。前屈みというのは、見たところあまり景気が良くない。宿屋の番頭などが商売で前屈するのでも何か卑屈な感じがする。だから前屈している人を見ると、借金でもしているのか、そうでなければ何か心配事があるのかと思いますね。しかしこのあまり景気の良くない姿勢を無意識にしている人があるのです。疲れて前屈してしまうのならまだ判るが、疲れもしないのにそれが癖になって体が前屈してしまって、首を上げる時、顎を出して上げる。お早うと言うと、お早うと顎を上げる。自分ではお辞儀しているつもりなのです。ふだん陰気な格好をしているのに、お辞儀をすると横柄な格好をするのは、その人の意志ではなくて、そういう体の癖である。

前屈する癖のある人が風邪を引いた時は、胸椎五番といって、汗を出させる場処に圧定愉気をしていると汗が出てくる。冷汗でなくて、体の中の体温調整の汗です。この胸椎五番は、首を下げると飛び出す椎骨《ついこつ》（頸椎七番）のすぐ下から数えて五つ目の椎骨で、肩胛骨が一番寄っているところのすぐ下がそれです。前屈体癖の人の背骨を押えてゆくとその椎骨だけが飛び出している。その上下の椎骨を押えてみると、五番だけ動きが悪い。だからふだんのその人の体の使い方を知らなくとも、五番の椎骨を前後に動かしてみると動きが悪く、その骨だけが飛び出している、こういう人は前屈する癖をもっている。

そういう人が風邪を引くと、まず喉と鼻の間から引くのです。その最初の兆候は鼻に出る。細かい問題を言うと、体が前屈してしまう元は腰椎一番といって、体を反らせたりする時に一番大きく動く骨にある。この腰椎一番の動きが悪い、ここが弱い体の構造のために前屈してしまう。そういう癖がある人は胸椎五番がいつも鈍くなり、鼻から風邪を引いてくる。正確に言うと鼻と喉の中間から風邪を引いて、一つは鼻へ行き、一つは喉に行く。そして腰椎一番という処の力が抜けていることがその特徴で、胸椎五番が飛び出している人の腰椎一番を押えるとやはり硬くて動きが悪い。この二つの条件が揃っていれば、その人は前屈体癖があると見てよい。

こういう前屈体癖のある人が風邪を引いた時は、胸椎五番に愉気をしていれば良くなり、それが治る時には腰の一番にも弾力が出てくる。だから腰椎一番に弾力が出る日まで待っている。胸椎五番を愉気しているうちに弾力が出てきたら、それでもう風邪は抜ける。その時に恢復しなければ、その次の時にまた愉気をしてみる。そうして腰椎一番に弾力が出だした時が風邪の抜ける時である。こういう体の動き方が、体が周期的に緊張したり弛緩したりする体の波というもので、それによって幾日目に治るということも判るのです。けれども、それを見るのは非常に難しいので、ともかく五番を愉気して一番が動き出したらこれでもう良くなったとか、今日中に良くなるとか、まだ動かない、まだ悪い、ここの動かないうちは熱がもっと出るとか、まだ風邪が進行傾向を取る状態であるとかいうように、すべてそれらは腰椎一番の動きによって見ればよい。だから胸椎五番の飛び出しと腰椎一番の動きさえ見ていれば間違いない。

またこういう人の風邪は、五番の恢復しないうちに余分な動きをすると気管の風邪に化けていく。気管の風邪に化けると寝てから咳が出てくる。起きている時はあまりしなくて寝ると咳が出てくる。気管が慢性的に太くなっている人は、ふだんは何でもないのに床に入ると咳をする。寝ていてもそこだけは弛まないのです。そういう人は枕を深くすると咳をしないで眠られるのですけれども、まあそれは別として、気管に異常が起こってきます。気管の異常というのは頸椎七番と胸椎一番の二つの骨がくっついて飛び出している状態がある。だから風邪を引く前からそこが飛び出している人は、風邪が素直にスラリと通らないで、気管にまで行ってそれから治るというように、相当期間が要るわけです。だから一応初めから覚悟してかからねばならない。そういう時に「風邪が悪くなった」と素人の人は言うのですけれども、私共はそれを悪くなったと見ないで、それまでを含めて、その人の経過として読んでいるのです。

だから風邪がどこまで拡がるかということが読めるようになると、非常に経過が楽になるのです。胸椎五番が飛び出している人は鼻か、鼻の奥の風邪を引く。それから喉に行き、気管に行く。喉より気管の風邪を引くことの方が多いが、こうして腰椎一番の恢復するまで風邪の経過は続く。腰椎一番が動き始めたらもう治りである。けれども頸椎七番と胸椎一番に異常のある人は、気管にまで行ってからでないと治らない。前屈傾向の人が気管にまで行かないような風邪を繰り返していると、肩がだんだん前に出てきて、それを何回か繰り返すと呼吸器の病気になる。そういう肩が前へ出て前屈する人は呼吸器の病気になりやすい体である。

結核が伝染病であるということは判ってきましたが、結核菌におかされやすい素質というものはやはり遺伝するものです。結核の人の子供達を隔離しておいても、結核になる度合が普通の人に比べると大きいというのは、その骨組が遺伝するからです。どういう骨組の異常かというと、今言ったような前屈する習癖なのですが、それ以外にも、胸椎三、四番という骨の間がくっついたり離れたりして、それを押えると非常に過敏で余分に動くということです。そこだけ弾力性があり過ぎて余分に動く。ところが悪くなると動かなくなってくる。だから胸椎三、四番に弾力がない場合には病気の経過が非常に長くかかる。治ったと思うと風邪を引き、引いたと思うと治って、治ったり引いたり絶えず繰り返しながら、その三番と四番の弾力性が恢復するまで行くか、或はそれが硬張って動かなくなる結核のような病気になるかどちらかなのです。三番と四番がくっつけば肺炎になり、離れると、いわゆる結核などの病気、或はそれに類似した肺の病気になるのです。

だから前屈習性の人で、胸椎五番が飛び出しているだけでなく三番、四番という骨が硬張っていたら、この風邪は長い、面倒だと見なくてはならない。そうでなくてただ五番だけなら簡単である。この場合は腰椎一番だけ見ればいい。もし頸椎七番と胸椎一番に異常があれば一応は気管の変動にまで行き、熱が出、一晩で通るというわけにいかないと見なくてはならない。前屈の癖があるとしたら、だいたいそれだけの処を見ておけばよい。それで腰椎一番が動いてくればいつでも治ってくる。ただ胸椎三、四番に異常のある人でも必ずしもそこまで行くとは限らなくて、腰椎一番が治ればやはり治っていく。だからといって腰椎一番をギュウギュウ押したらいいのかといえば、いくら外から押して力をつけても、それは何にもならない。やるとすれば胸椎五番に愉気をする、そして経過を待つのです。ただ頸椎七番や胸椎三番を予め調整しやすいようにしておけば、経過が早いというだけである。

治ると治すの違い

だから治すということは病気を治すのでなくて、病気の経過を邪魔しないように、スムーズに経過できるように、体の要処要処の異常を調整し、体を整えて経過を待つというのが順序です。

最近の病気に対する考え方は、病気の恐いことだけ考えて、病気でさえあれば何でも治してしまわなくてはならない、しかも早く治してしまわなければならないと考えられ、人間が生きていく上での体全体の動き、或は体の自然というものを無視している。仕事のために早く治す、何々をするために急いで下痢を止めるというようなことばかりやっているので、体の自然のバランスというものがだんだん失われ、風邪をスムーズに経過し難い人が多くなってきました。しかし愉気法をやって何回か風邪を経過すると、その都度に非常に早く経過するようになり、ごく簡単な変化で風邪を引き、風邪を引くと同時に、或る場処を愉気してもらいたい要求が出てきて、そこを愉気すると皆早く抜ける。だんだんに風邪の宵越しをしなくなるようになっていくわけですが、愉気法以外の方法では、風邪を治した治したと言う度に、だんだん風邪の経過に鈍くなり、風邪を引いた後も疲れが抜けないのです。愉気法をやると疲れが抜けて体がサッパリし、方々の弾力性が恢復するのに、それが起こってこない。だから同じ経過したといっても、自然に治ったというのと、治したというのではかなり違うようです。従って早く治せばいいという考えだけで病気に処することは、別の考え方からいえば、寿命を削る行為ともいえると思うのです。

早く治すというのがよいのではない。遅く治るというのがよいのでもない。その体にとって自然の経過を通ることが望ましい。できれば、早く経過できるような敏感な体の状態を保つことが望ましいのであって、体の弾力性というものから人間の体を考えていきますと、風邪は弾力性を恢復させる機会になります。不意に偶然に重い病気になるというようなのは、体が鈍って弾力性を欠いた結果に他ならない。体を丁寧に見ていると、風邪は決して恐くないのです。けれど前屈習性のある人で胸椎三番と四番がうんと離れているような人は、その余病に注意しなければならない。

捻れ体癖の人の風邪

人間の体の特徴は片足ずつ立って独立できることです。三点支持といって、足の裏の三点に力のかかる場処があるから、片足で直立できるのです。ところがお猿さんは立つ時に体を曲げる。それは外と後の二点しか支持する場処がないので、立っても直立できないからです。足の裏の三点に力を入れると腰が伸びてきて直立できるのだが、お猿さんには腰椎の彎曲がないので、立っても体が伸びない。ところが人間の中にも、片足はキチンと人間並に三点支持されているのに、もう一方の足が猿のようになっている人がある。体に野性があるといいますか、半分お猿さんのような、片方はまっすぐなのに、もう一方は前屈している人がある。そういう体が捻れるのです。丁寧に見ると、顔が右を向いているのに体は左を向いているが、そういう人は腰の三番という、お臍の真後ろの骨が捻れているのです。そういう捻れる癖のある人は、腰椎三番で捻れていれば正常なのです。どこの調子が悪くても腰椎三番を捻るようにすると、それだけで治ってしまうのです。ところが腰椎三番が捻れていなくて他が捻れていると、経過がスムーズにいかない。捻れる癖の人が風邪を引く時も、やはり胸椎五番の動きが悪くなるのです。もし胸椎十番という処も捻れていると、体を動かした時にいつでも胸椎十番から動くようになる。それで風邪を引いた時には、鼻からでなく、喉から始まって腎臓や膀胱に行く。

経過は誰も同じようで、腰椎三番を調整して、それが捻れてくれれば治りだしてくる。前屈の体では腰椎一番の飛び出しですが、捻れる人のは腰椎三番を左右に揺す振って、左右の硬さが同じになったら治りだしてくる。ところが胸椎十番という処が捻れていると、喉から来た風邪が膀胱か腎臓に異常を起こす。だから風邪に続いて腎臓炎をやったとか、膀胱カタルをやるとかいうのは、決して偶然ではないのです。体にそういう癖があるからです。これが捻れる傾向がある人の経過なのです。

大人などはすぐ判るのですが、子供の場合にその捻れる癖を知らない人達は、この子は余病を起こす癖がある、きっと腎臓炎になるからといって、もう風邪を引くが早いか寝かせておいたり、まだ腎臓炎にならないうちから食物を制限したりというように騒いでいますが、いくらそうしてもやはり余病を起こしている。ところが腰椎三番で捻れるように足を組んで寝ることをやらせると、それだけで余病を起こさないで治ってしまうのです。子供というのは概して弾力的ですから、足を捻るとか曲げるとかいうことだけで、たいていは一晩眠ると治ってしまう。だから風邪というものは、こじれたり、偶然経過が長くなったり、偶然早く治ったりするものではなくて、或る体の使い方の癖によって風邪の経過も違うし、治り方も違うのです。体の使い方の癖を知ってしまえば極めて簡単なことなのですが、このようなことをこれ以上お話しすると、却って難しくなって判り難くなりますので止めますが、これで一応捻れる癖の人と、前屈みする癖の人の風邪を説明しましたね。

左右に偏る体癖の人の風邪

この他に、体が左右に偏る癖の人がいます。こういう人が風邪を引くと下痢をしてしまう。いや、下痢をするまでは風邪が治らない。また大便がフッと弛むと治ってしまう。そういう人はいつも腰椎二番という処に変動がくる。

また頭に行く人もあれば、体の筋肉のあっちこっちが痛むなどというような風邪を引く人もあります。捻れ型の人で、風邪を引くと筋肉が痛むというのがあるが、このリューマチのようなものも、やはり胸椎十番の組なのです。だからこういうように考えていくと、風邪を無理なく経過するためには、ふだんの体の癖、ふだんの体の構造上の特性というものを摑まえてしまわないと安心して見ていられないわけで、上下型の人や開閉型の人の体の癖も充分知っておかねばなりません。

風邪の共通現象

風邪を引くと、どの人も共通して熱が出たり、クシャミをしたり、寒気がしたり、頭が痛かったり、歯が痛んだり、涙が出たりするが、これらは内頸の脈管機能の低下によるもので、その部分を刺戟《しげき》すると、これらのどの異常も一様に軽快になり恢復します。内頸の脈管から鎖骨窩にそった筋を順々に刺戟すれば効果はより早い。またこれに足の内踝《うちくるぶし》から拇指《ぼし》までの間にある圧痛点（喉の場合と同じ）と、第三、四指の蹠骨《しょこつ》*3間に刺戟を加えれば恢復は確実です。尿が近いというようなこともすぐに変わりますから、この部分の刺戟は、泌尿器系統の機能に何らかの作用をもたらしているに相違ありません。

ここで面白いのは、風邪を引くと誰も内頸から鎖骨窩の脈管にそった筋が硬化してしまうことですが、肺炎時にこの鎖骨窩に愉気をすると下熱することからも、肺の脈管運動に関連があるといえましょう。頭を使い過ぎて顔色が悪いとか、借金を背負った顔だとか、失恋の呼吸器病とかいうのも、これと同じような現象が生じているということなのですから、そういう現象も、風邪に関する体の処置を行なうと正常に復します。試験に落ちて意気消沈している時でも元気が湧いてくるのだから面白い。

風邪を引く心理

この風邪はこういうように経過できると見究め得ると、病気治療や健康を指導している者は、これはこれこういう経過をするから簡単だと言えば喜んでもらえると思うが、時に、風邪を簡単に見積られると憤慨して、風邪の水増し作戦といいますか、いつまでも治らないようなことをやってみたり、治ってもそれを認めようとしない人があります。お前の財布は軽いんだろうと言われたのと同じように、お前の病気は軽いぞと言われるのは嫌らしいのです。私も昔は、簡単だと思った人がいつも長くかかる、自分の見損いかと何度も反省したのですが、見損いでなくてその人の心の問題である。だから風邪の経過を本当に考えるとなると、やはり体だけでなくて、その人の深層心理の動きといいますか、私の病気を安く見積って失礼しちゃうなどという、その奥の心も見なければならない。

そういう心が起こると、それが抵抗になり風邪がなかなか治らないのです。いつでも肉体的な条件だけで、胸椎五番に愉気をして腰椎一番の弾力が出れば治るというだけならよいのですが、欲しい物が貰えなかったり、よそに注意が行って自分には注意が向けられないと思っている子供達が風邪を引いたりしたような時は、そういう機会にそういう要求を果たそうとする動きが起こる。それでまた厄介になるのです。だから風邪を治すためにはその深層心理の研究までしなければならない。考えてみると厄介ですね。

家族の風邪の型

厄介ですけれども、ここに風邪の経過に共通の方法があるのです。熱が出て、汗が出て、それから下痢をするとか、クシャミが出るとか、或は小便の色が変わるとかいろいろ経過の行程は違いますけれども、風邪そのものとしての経過がある。だからそれを憶えてしまって、風邪というものはこういうものだという性質さえ憶えておけば、だいたいの見当がつけられる。いろいろな人をやるわけではない、せいぜい自分の家族の人を見るだけなら、まず御自分と亭主の型を知らねばなりません。子供はそのどちらかです。多少の混じりはあってもどちらかですから、子供には亭主側の風邪がうつる、或は女房側の風邪がうつるという、奥さん型、亭主型の二つの系統であって、両方兼用なのはその中の何人かです。まあ五人いれば一人くらいが兼用型でしょうか、後はたいていどちらかの風邪を引く。そういうように風邪にも癖がありますので、兄弟の多い家庭では、それが読める。しかし二種類とその混じりですから、皆さんは風邪のいろいろな治し方を全部知らないでいい。二種類とそれの合の子を一つ、これも二種類のうちですからそれだけを憶えればいいので、御亭主に前屈みの癖があると思ったら、今の五番と一番の方法だけ憶えてもらう。或は捻れているな、ツムジまで捻れているのじゃないかしらと思えば、今の捻れの方法を憶えればいい。食べものに関心ありというなら左右型の方法だけ憶えるというふうに、御自分の家に必要なものだけを憶えて、後は忘れておいた方がいい。

いつでも申し上げている通り、活元操法[*4]で手が自然に動く時には、ちゃんと潜在意識を通して今日お話しした難しい話も皆、憶えていて行なうものなのです。潜在意識というのは実に便利なものです。けれどもいちいち潜在意識によって活元操法をやるよりは、自分の狙いをつけた処を操法して治すというのは、それは気持のよいものです。だから活元操法をやれば治るに決まっているものを、私共はただ治すという目的を離れて、これはこういう経過を通してこういうように治っていくというのが見たくて、活元操法によらずに自分で観察してやっているのです。それがピタッといった時は実に愉快なもので、将棋に勝ったよりもっと面白い。

だいたい健康は自分で保つものなのに、治すことが上手な者がいるうちは、皆それを当てにして自分の力で経過することを忘れ、自分の体の使い方で治すことを考えつかない。そういう者の存在は時にあべこべの結果を来たすから、私なども操法することを早く止めた方がよいのだと思って、もう何度も止めようと思っているのですが、面白いんです、本当を言うと……。将棋に負けるくらいなら操法をやっていた方が面白い。活元操法でやれば簡単に治ると判っていても、それだけでは面白くないものがある。それで体癖[*5]の研究などという余分なことをし始めてしまったのです。本当はそんなことは要らなくて、ただ手を当てて自然に手が動いて操法をすると治る。だから風邪を引いても、人によって長い短いがあり、人によって下痢をしたりクシャミをしたりする、その経過はいろいろであるというだけでいいわけなのです。

活元操法というのは意識があってもなくても構わない。信じようと信じまいと構わない。おっかなビックリ愉気し、治ってビックリし、効いてまたビックリする。それを繰り返していくうちに自信ができる。だから自信ができたらやるなどというなら一生そんな機会はあり得ませんし、自信でやるなどというのは僭越です。自信で生きている人などいない。生きているということだって自信ではないのですよ。生き方も知らないうちから生きているのです。愉気をするということもそれと同じで、方法さえ憶えたら後は遮二無二やればいい。やれば判ってきます。判った後で考えたらいい。最近は女の人でも考えてしまう人が多いから、あえてそういう意味で、愉気をするなら、ただ遮二無二やって頂きたいと言うのです。

風邪は片方ずつ引く

ただ風邪の操法の時に大切なのは、腰を押えて両方腫《は》れているように見えても両方押えないこと。胸椎五番の痛い方の側、まずそれを押える。風邪は片側ずつ引くのです。だから治すのも片側ずつでいいのです。両方やらないで、必ず片側ずつやる。ついでにこっちもなどとやると、経過が遅くなってしまう。片方やって治ったと見たら今度は逆をやる。まだその時には逆の方は風邪を引いていないのです。しかし引いていなくとも右が治ったら左、左が治ったら右側をやるのです。それがまあ風邪の場合の操法のコツです。

寝相は活元運動

だいたい風邪を引く前は皆、寝相が悪くなるものです。潜在している偏り疲労が順々に恢復しようとする動きを起こすので皆、寝相が悪くなる。寝相が悪いので風邪を引いたという人がありますが、風邪を引く過程として寝相が悪くなるので、無理に寝相を良くしていたら風邪を引かないどころでない、もっと重い病気にかからなければ間に合わない体になってしまう。

或る人が子供の寝相が悪いといって、蒲団《ふとん》の四隅を縛って動けないようにして寝かせました。すると子供はしょっちゅう風邪を引いて肺炎を起こしていました。それで私が「これは寝相が良過ぎる、だから肺炎まで行くのだ。もっと寝ている間に自由に運動すれば、疲労を調節して簡単な風邪で通るはずだ」と言ったら、

「いいえ寝相が悪いと風邪を引きますので、蒲団をしっかり縛って動けないようにしておきました」と。「それで風邪を引かないで肺炎になるのですよ。そんなことをしていたらこれからも同じことを繰り返すでしょうな」と言ったら、慌てて蒲団を解いて寝かせることにしました。寝相が悪いというのは疲労を恢復するための活元運動のようなものなのです。だからそれを抑えてはいけない。寝相が悪くて風邪を引くというのではなくて、風邪を引く過程として寝相が悪くなり、偏り疲労を治そうとする要求、或は体周期律[*6]の亢《たか》まりが起こって、それから風邪になるのです。風邪を引いてしまうと疲労が平均するから、俄然、寝相は良くなる。だから眠る時に蒲団の四隅を縛ったり、自分で寝相が悪いのはみっともないと思って硬くなって寝ている人がありますが、眠る時だけは、少なくとも風邪を引いた時には、すっかり気を弛めて眠るということが大切なので、そういう格好を見られると嫌な人は、なるべく一人の部屋で眠るようになさい。

心を弛める

私はよく「風邪がうつるといけないから、うつりたくない人は同じ部屋に寝ないこと」などと、特にお嫁さんの風邪などにはよくそれを言いますが、風邪というものはうつらないのです、本当は……。けれども一人で寝かせないと弛まないので、それで〝うつる〟ということを便宜的に使っています。けれども風邪がうつるなどということは私は考えたことがない。引くべき体の状態なら引くし、うつれば儲けものと思っている。風邪を引けば丈夫になるのですから、うつってもちっとも構わない。それを「うつるからどけ、どけ」と言うのはその方が早く治るからで、気を弛めて寝るということが風邪を治す場合の重要な条件です。だから「あれが心配だ、これが心配だ」などと言って寝ているのはいけない。弛まないのです。やはり頭の中を空っぽにしてしまわなければいけない。

もっといけないのは寝ていてテレビを見ることです。これをやると目の疲労が胸椎三番に行って、呼吸器系統に異常を起こすのです。だから頭にエネルギーが行きやすい人がテレビを見過ぎると風邪を引きます。それがいわゆるテレビ風邪ですが、風邪の原因にもなるテレビを、風邪を引いて寝ながら見ているなどということは最もよくない。しかも妙な格好をして見ているのだからなお悪い。だからそういう場合には部屋を暗くしてテレビを遠ざける。ラジオは大丈夫です。音楽を聴いているのも構いません。だからテレビのない部屋に寝ること、それが一番よい。

風邪の時の入浴法

風邪を引いた人が、共通して皆「風呂はどうしましょう」と訊く。風邪を引いて風呂に入ると悪くなることがよくある、そこで警戒するのだろうと思うのですが、悪くなるような変化を起こすものなら、使いようによっては良くもなる。だから「風呂はどのようにして入ればいいですか」と、入るという前提で訊くなら非常によいと思うのですが、「入っていいか、入らない方がいいか」などということを人に訊くくらいだったら、自分で考えて、入りたければ入り、嫌だったら止《や》めたらいい。ただ、入浴というものの効果は、湯の温度で皮膚を刺戟して体のはたらきを亢《たか》め、体の内部の運動を多くする。また温まると汗が出るということである。そういう面からいえば、風邪を引いた時にこそ大いに風呂に入らねばならない。私は赤ちゃんが風邪を引いたというのでも風呂に入れて治してきました。温度の差を作るだけですが、そうやれば入れないより入れた方がズーッと経過が早い。ただ使い方によっては悪くなるものだけに、使い方には充分に注意しなければならない。

どういうのがいけないかというと、まず寝際に入ることはいけない。よく温まって寝るといいと言うのですが、お酒の徳利じゃあるまいし、温まっただけ冷えるに決まっているのです、人間の体は……。それもただ冷えるだけでなく、冷え過ぎになるのです。起きていればそれぞれの調節がつくが、寝ている時では調節がつかない。だから寝際に入るというのはごく疲労した体を弛め、休める時に限られる。ちょうど野菜のアク抜きのように、疲労している物質をとるという意味では、ぬるい湯に長く入るというのはいい。その代わりそういう入り方で頭の血管を切る人がよくあります。また脳溢血を起こした後に半身不随状態が起こりますが、こういう時にはぬるい湯に長く入ると、血管が膨張して締りが悪くなってだんだん治る傾向に行くのです。ところが脳溢血の予防にといってぬるい湯に長く入る人があるのです。そうすると脳溢血を起こす。脳溢血の予防に、脳溢血の半身不随を治す温泉に行って脳溢血を起こした人が、一昨年ですか三人くらい続いて出ました。麻痺した半身不随を治すのと脳溢血の予防とを混同しているのだろうと思っておかしかったのですが、ほとんどの場合、風邪を治すためにぬるい湯に長く入るとか、寝際にゆっくり温まって寝るという流儀はいけません。大切なのは緊《ひきし》めなのです。サッと緊めて、汗がドンドン出てくるように入る。

緊まるという湯の温度はごく正常な大人の標準でいうと、四十二度が境で、四十二度から四十五度の間です。だから四十度、四十一度というのはぬる過ぎる。熱いとぬるいとの境は四十二度です。四十二度の湯が熱く感じるのが正常な感覚状態で、四十二度ではぬるい、四十五度なければ適当でないというのはまず四十五、六歳以上の体の人ですね。つまり老人年齢に達したのです。四十五度が快いとなったら、もう老人年齢に達したと思っていい。四十六度以上などといったらすでに老人だといえる。だいたい四十二度、或は四十三、四度という辺を熱く感じる体がまあ正常である。

風呂の適温は、体が疲れを増すに従ってだんだん高くなってくる。四十五度以上になれば、老衰症状というよりも、体に非常に疲労物質が多くなったということである。だから前の日にうんとお酒を飲んだりすると入浴の適温が上がります。アク抜きにはいいのですけれども、私の経験ではコップに一杯か二杯のウイスキーを薄めてでも飲むと、昨日入ったのと同じような感じのちょうどよいところで水温計を見ると、昨日より一度高くなっている。

脚湯《きゃくとう》と足湯《そくとう》

熱い湯の中でそれを快感に感じる温度、その自分の適温が四十二度から四十五度の間なら正常な体の状態である。体に疲労があったり、異常があったり、風邪を引きそうになったりすると、その適温が上がります。適温を調べなくとも、スッと出てくると体が赤くなったり赤くならなかったりというムラができている。体全部が赤くならない。特に片足が赤くならない、そういう時は風邪を引いているのです。意識しなくとも、もう風邪を引いて発病前なのです。だから風呂から出てきて、体を拭いた後で足を見て、片足が赤くなっていなかったら、赤くならない方だけもう一回何分か湯の中に突っ込んでおけばいい。だいたい入浴温度より一度から二度上げて二分間入れて両方を揃えるというのが風邪の場合の足の温め方です。だから入って出てきて拭いて、片方の足が赤くなっていなかったら温度を一度か二度上げて、それからその片足だけ入れる。二分入れて出してそれで揃っていればもう風邪は抜ける。もし風呂から上がって両足が赤くならなかったら食物が悪かったのです。何か中毒したとか、飲み過ぎたとかで、消化器に異常があると、足が両方共赤くならない。体が全部赤くなっているのに、膝の下だけが両足共に赤くならない時は食物の異常。両足共、湯の温度を二度上げてまた温める。

中には踝《くるぶし》から先が赤くならないのがある。そういうのは喉の異常だから、そこだけ前と同じようにして温めたらいい。適温に感じても体が全部赤くならないというのは、その部分だけは適温でなかった、あまり温まらなかったという知らせですから、頭の感じだけに任せないで、もう一回皮膚の色を見てそれを確かめるようにした方がいい。

中毒している時は沸かしながら風呂に入った方がいいのですけれども、風邪の時にぬるい湯に沸かしながら入っていると、体がたるんでしまって病気の経過がズーッと長くなり、風邪そのものの経過法としては極めて悪い方法になる。だから風邪の時には前もって湯の温度を確かめてから入ることです。

この間、私は京都に行って四十度だというお湯に入ったのですが、その四十度のお湯は表面が温かいだけで中は冷たい。そこのお湯はガスをひねると沸いてくるのですが、全体が四十度になるのを待っていたら体がたるんでしまって、ちょうどゴボウか何かになってアクを抜かれているような感じでした。しかし中毒している時にそれを除くのにはいい。

昔それを教えたら、何だかショボショボして景気の悪かった人がそれから急に景気が良くなって、道場に来てもお弟子さん達に御馳走をするので、どうしてそんなに景気が良いのだろうと思ったら、醬油の飲みっこをやって賭をして、いつでも勝っていた。皆あるところまでしか飲めないらしい。それ以上飲むと死ぬんだそうですが、その人だけはすぐ風呂を沸かして入るので何ともなかった。そこで何か種があるに違いないと言って賭をした連中がその後をつけ回していたら、種を教えまいとして風呂屋へ行かれない。そうしたら心臓麻痺を起こしてしまった。私が「沸かしながら風呂に入るという秘訣を教えたんだ」と言ったら、そのお風呂屋さんが「道理で家に来ると沸かせ沸かせと言って機嫌よかった」と言っていたが、つけ回していた人達は「では俺達が殺したようなものだ」と言ってしんみりしていた。そういう命にかかわるものでも入り方次第である。フグの中毒でも土に埋めるのは消極的なのです。毒が土に吸収されるのを待つのですが、釜茹での方がもっといい。ジンジン熱くしてゆけばよいのです。

ところが何でもない時、特に風邪を引いた時にそれをやると途端に経過が長くなり悪くなる。だから沸かしながらの湯に入ってはいけない。逆にバケツか何かに水を一杯汲んでおいて、初め熱くて入り切れないくらいにした湯の中にジャーッとバケツの水をあける。そこに入る。すると自分の体の周囲がぬるい。それで周りが熱くなった時にパッと出てくるという、そういう入り方が風邪の場合には一番よいのです。だから風邪を治すのには適温より五分《ぶ》から一度、熱い湯に入る。適温から五分ないし一度というのはとても熱く感じるが、時間は半分にして短くする。とても長く入っていられない。だからパッと出てくる。それで赤くならない片足だけもう一回突っ込むということをやれば、風邪は簡単に経過する。

もっと温度が自由にできるなら、一旦出て、一度上げた湯にもう一回入るというのがよい方法です。さらによいのは、一旦出ないで風呂の中に立って体をよく拭いていれば、腰から下は足湯をしていることになる。その場合は赤くならない方を確かめて、赤くならない方だけ入れて立っていればもっとよいのですけれども、まあ両方入れておいても構いません。立ったままよく拭いて、それからまた入る。そして出てくる。すぐに出るという入り方は風邪を治すのに都合がよい。出てきて水を飲んでおけば申し分なし。

風邪は風呂に入って治すものと私自身そう思って、何十年間それをやっています。風邪を引いたから風呂の入り方を訊いているのかと思うと、そうでなく「風呂を止《や》めた方がいいのか、止めない方がいいのか」と相談されるので、おかしくて仕方がない。風呂も入り方次第で、風邪は風呂に上手に入りさえすれば簡単に抜けるのですから……。

風邪の時の食物

風邪を上手に通るとまず食物の味が良くなります。顔はスッキリと透き通って新しくなります。もし体が前屈みのままの格好をして風邪が治ったといっても、それは治ったのではない。体の中にピンとしたものが出てきてスッキリしていれば風邪は治ったのです。風邪を経過すると誰もそうなります。

風邪を引いた時に食物を少し減らすというのはごくよいことです。水分の多いものを食べ、刺戟性の食物を多くする。病気といえばすぐに刺戟性の食物を慎むべしと考えていますが、風邪を引いた時には刺戟性の多い物がよい。生姜でも唐辛子でも胡椒でも何でも構わない、胃袋が冷汗をかくくらい突っ込んでもいい。その方が経過を早くします。

椎骨《ついこつ》の観方

しかしそういうことよりも大切なのは胸椎五番の読みです。まず坐姿《ざし》した相手の椎骨の位置を見て、風邪を引いているかどうかというごく簡単な位置異常と、圧痛点状況を見る。しかし椎骨の可動性を見るにはどうしても坐ってでは駄目で、伏臥《ふくが》して見なければなりません。そのやり方は、伏臥した場合に背中の一番盛り上がっている処が五番ですから、そこに指を当てて自分の体重をかけて垂直に揺す振る。そうやって動かなければ異常なし、硬くはね返されるようだったら飛び出し、凹んでしまうようだったら異常ありと見る。凹むような時は過敏といって痛い。飛び出している時はそれを強く押えると圧痛といって中が痛む。その他の時は何でもない。そうやって相手に痛いかどうかを訊いてもいい。今度は右からやってみる。左からやってみる。つまり垂直と右、左の三方向から押える。また上下に動かしてみる。

この動きの度合でも判るのですが、動きが良過ぎれば痛いのです。動きが鈍くて痛い時は風邪なのです。腰椎一番もやはりそうやって見るのです。慣れると五番に愉気をしながら時々一番を調べて、弾力が出てきた時が治った時と見ることができるのですが、初めのうちは胸椎五番と腰椎一番とを見る。捻れ型なら胸椎五番と胸椎十番とを見る。左右型だったら胸椎五番と腰椎二番を見る。開閉型といって腸骨の動く方だったらやはり胸椎五番と腰椎一番を見る。そういう骨は飛び出していますからすぐ判ります。飛び出している骨同士を比べて、胸椎五番が動いてきて、次に腰椎が動いてくれば治る。二、三回見ていると、この風邪を経過させる要領はよく判ります。

平温以下の時が経過の急処

風邪というのはたいていてい自然に治るもので、風邪自体すでに治っていくはたらきですから、あまりいろいろなことをしないでいいのです。ただ大切なのは熱が出て発汗した場合で、風邪で発熱する場合にはかなり上がることがあります。三十八度の人もあれば、三十九度の人もあれば、四十度を越すこともある。しかし熱が出たから慌てて冷やすなどということは滑稽である。むしろ後頭部を四十分間、温めるのがいいのです。そうすると発汗して、風邪が抜けると一緒に熱が下がります。下がり出すと三十六度五分から七度という平温の基準の線より、もっと下がるのです。五度台になったり、六度になったり、五度五分になったり、一時、こういう平温以下になる時があって、それから平温に戻るのです。

平温というのは人によって皆違う。だいたい六度五分から七度の間が多いのですが、人によっては七度五分くらいが平温の人もある。五度五分くらいの人もある。私の知っている人で三十四度八分が平温だという人があった。トカゲと同じですね。やはり同じようなことをしていました。冬になると蒲団の中にもぐり込んでいるのです。「トカゲとの違いは地面で天然の蒲団に入るか、人工の蒲団に入るかというそれだけだ」と言って笑ったことがあるのですが、その人が這い出す頃になると、少し気温が高くなって五度台になる。冬になると四度何分かで、彼岸になるともう五度台になる。すると出てくる。だから平温はいろいろありますので一概に何度とは言えないが、平温が五度台の人が「七度の熱があるのでございます」と大病のようなことを言っても、どうもピンときませんね。

そういうことがありますので、その人の平温以下の時をいちいち計るのは面倒ですから、私はよく脈で見ます。正常な脈は七十八から八十で、それ以下だったら平温以下とみなし、八十以上だったら平温以上とみなす。子供の場合は大人よりちょっと多いと考えたらいいので、大雑把にそんな見方をして脈で決めていますが、それは脈の方が数えやすいからです。ところで脈と呼吸が一致するかというと、正常な時は一息四脈なのです。だから必ず一致するのですが、少しでも異常があると乱れる。しかし風邪の場合は乱れは少ない。特に風邪の場合の治り際にはほとんど乱れがないのでそれを標準と決めていますが、それでも脈が一分間に十八というのがありました。吉識さんという人のお嬢さんで、一分間に十八といえばもう死ぬ前の脈です。慌てて駆けつけて行って顔を見ると、普通の顔なのです。奥さんが間違えたのだろうと思って自分で数えてみると、やはり十八なのです。それでもリューマチが治ったら三十四になりました。それから何のかのと操法をしているうちに五十二くらいにまでなりましたが、まだ標準に達しない。こういう十八などというのがあるのですから、それにあまり頼り過ぎるのも困るが、一般人の標準には熱の状態を脈で見るということはそう間違いでなく、風邪の後などでは熱よりも脈の数で行く方が間違いが少ない。

ともかく脈なり体温なりで平温以下の時が判るが、この平温以下の時期が風邪の経過の急処なのです。この時期に暴れて冷やしたりしてしまうと二次的な異常を起こす。風邪の中でも耳下腺炎といって、耳の下が腫れるお多福風邪などは、この平温以下の間にちょっと飛んだり跳ねたりすると、女なら寝小便をするか卵巣炎を起こし、男なら脱腸、睾丸炎を起こすなど、とんでもない処に余病を起こす。まあ耳下腺炎に限らず、平温以下の時期に動くと余病を起こし、この経過のやり損いが、成長してからの発育不全とか月経異常とかに関連してくるのだから気をつけなくてはならない。また大人でも、この時期に冷やすと小便が急に出なくなるとか、急に下痢が続いて止まらなくなるとか、体の方々が痛んでくるというような第二次的病気が発生する原因になる。

風邪を引いても熱のある時は動いても一向に心配ないのです。風呂に入っても構わないのです。いや、入ることはいいことです。食い過ぎようが何をしようが構わないのです。ただし熱が一旦上がって、それから下がって平温以下になり、平温以下から平温に復するまでの間は安静の必要がある。子供などはこの時期に暴れたがるのですが、そこをよく用心するのが親の知恵で、暴れてしようがないなどと言いながら一緒に暴れている人がありますが、私はそういう時は蚊帳を吊ってしまうのです。夏でも冬でも構わない、蚊帳を吊って中に放り込む。平温以下が通ってから蚊帳を外す。そうやって蚊帳の中で暴れるのはたかが知れています。まあ私はそういう方法をとりますが、それは親の知恵でいろいろな方法を産み出されたらよいと思います。よい方法が見つかったらお教え願いたい。

この期間だけが安静の急処で、これを無事に通ると平温に戻ってきますから、もう後は自由です。また一旦平温以下になってから平温に戻る時に、一時期平温より少し高い時があるが、もうこの時は普通でいいのです。これから先は動いていい。一旦上がってまた下がる経過をとりますが、これはもう寝ている必要はない。最初に平温以下から平温になった時に起きること。起きると一旦平温以上になってまた下がり、それから平温になるが、その時は、寝ていようが起きていようが構いません。ともかく第一回の平温以下の時期が急処で、この時期にやり損わないことが大切である。よく首の捻れている人があります。そういう人が風邪を経過し損うと耳に異常が起こる。或は目に異常が起こる、鼻に起こる。また前屈みをしている人はよく蓄膿症などが起こる、中耳炎などが起こるというように、いろいろ他の形で厄介な異常が残るのです。ただこの時期を上手に経過すると、残らないでスッキリするから、風邪を治すのにはどうしてもその時期の経過の仕方が大切になる。

これが風邪の問題で一番大切な処です。胸椎五番への愉気とか、いろいろの愉気法が一番効くのはこの時期なのです。その前は風邪になる体の傾向を正すだけなのです。風邪そのものを本当に効果あらしめて、体に風邪を引いた価値が発揮されるように経過するために必要なのは、この時期における胸椎五番の愉気なのです。熱が出ている間はあまり気を入れないでいい。「お風呂いいわね」と言ってケロッとしていればいいのです。それから治りかける頃になってポツポツ親切になって、相手が熱が下がって動き出しそうになった時から「静かに寝てなさい、起きてはいけません」と抑えてよく愉気をする。そうすると後がシャンとしてくる。意地が悪いようだけれども、悪い時というのは余分にいじると却って壊すのです。

今までは皆、熱のある時だけは病気だと思って懸命にいろいろなことをやり、熱がなくなると慌てて動き出していた。それではせっかく風邪を引いても丈夫になるわけがない。丈夫になるように風邪を経過するには、平温以下の時に心身を弛めることと、その時の愉気が大切である。胸椎五番とその他の捻れる個処《かしょ》、或は飛び出す個処の愉気を行なって、そこが動くようになった時に愉気を止めるようにさえすれば、余病も残らないでスッキリする。

風邪と体の改革

風邪の効用はまた、すでに病気がある人は、それを機会に治ってしまうということです。上手に風邪を引くと古い病気が自然と治ります。私は昔、喘息《ぜんそく》を治すのに迷走神経を調整したりいろいろなことをやって骨を折りましたが、近頃は風邪を引くのを待っている。風邪を引いた時に操法する。小児喘息の場合は八歳と十二歳が急処で、その時に操法すればすぐ治ってしまう。そうやって手間をかけないで治すことを会得してからは、喘息もあまり面倒でなくなりましたが、風邪を機会に治せる病気というものは意外に多い。リューマチなどでも風邪を引きさえすれば治る。まあ意外に役に立つものです。だから風邪は治すというよりは、風邪を引いた機会に体をどう変えるかということを考えて注意する必要があると思うのです。

愉気の方法と、腰椎一番を伏臥して押える要領はよく憶えておいて頂きたいので、その説明を最後にいたしておきます。そのやり方は愉気をするにしても、五番という特定の場処を押える場合には、掌の腕頭骨[*7]或は指先を使います。そして愉気をしていく。相手が息を吸い込んでくる度にちょっと押すということを二、三度やってからジッと愉気をしている。そうして相手が息を吐けば押し、吸えば弛める。そうやりながらだんだん押していく。そうしているうちに相手の体がフッと弛んできます。自分の押えている手がフッと中へ入っていく、相手はフッと弛む。その弛んだ時に急にフッと手を放すと、一挙に風邪の治る方法になる。弛んだ時にフッとやると相手の体全部が緊まってきて治るのです。これはごく難しい技術ですけれども、漫然と愉気をしているよりは退屈でないかもしれない。機会があったらそういう放し方をやってごらんなさい。けれどもそうしなければ治らないのではない、ただそうやると非常に手際よくいくというそれだけなのです。

もし五番がどこだか判らなかったらだいたいその辺でいいのです。肩胛骨の一番狭まった処の背骨に手を当てていればどこかそう遠くない処に当たっているでしょう。手にやる血だって、お腹にやる血だって、お尻にやる血だって皆、口から食べていますね。お腹から食べるわけではない。口から入れさえすれば、皆ちゃんと行くところに行くのですから、愉気でも同じことです。何もそう場処を厳重にする必要はない。ただそれを厳重にしておかないと治ることは判っても経過が読めない。手を当てている相手に「治りましたか」と訊かなくてはならなくなる。ところがキチンと押えて愉気をして、胸椎五番の飛び出しているのがスッと引っ込む時にフッと放しさえすれば、その人に「治りましたか」と訊かなくても

「これで治った」と言えるのです。これはほんのちょっとの違いですが、強いです、治ったのが判るということは……。わざわざ五番と決めるのはそういうためで、そういうことができない人だったら肩胛骨の間に手を当てる。特に子供などの場合には掌を全部当ててしまった方が間違いがなくていい。

腰椎一番のやり方は、腕頭骨を正確に一番に当てる。ちゃんとそうしていないとフッと凹んだのが判らない。手の力をかけていてフッと弛む時に放す。だいたいこれで前屈傾向の人は良くなるし、捻れ型の人も良くなる。正確に言うと、捻れている場合には胸椎五番と十番を揺す振って、十番が凹みだした時にグッと押えてから、次に腰椎三番を整圧する。必ず片方が硬いのですけれども、それをやると逆になるのです。その動く時が治る時です。だから腕頭骨でキチンと押えるということをなさって下さい。ちゃんと押えたら後はもう待っていればいいのです。それを急いで治そうと思って一生懸命、整圧したりなどすると面倒になるのですが、椎骨に当てた手に一定の目方をかけているのが、いきなりフッと入ってしまうまで待っていればいい。だが、入らなければ治らない。入れば必ず平温になる。だから積極的に一生懸命にやるなどと、あまり気張らないで待っている。フッと入ったら治ってしまったというようにおやりになって下さい。風邪はいつでも流行っていますから、使う機会も多いと思います。

風邪を引くと皮膚に異常が出る人は、今の方法以外に、恥骨の上の圧定愉気を先にやっておくことです。後でなくて先にやっておくこと、そうすると経過が早い。この時期にこの方法を行なうと皮膚の機能を促進するのか、いろいろの皮膚異常が治る。だからお化粧の代わりにやってもいいのです。

以前、顔にシミのある人がそれを治すのだとセッセと愉気をしていました。私は「シミを治すなんて好きでなくてはできない」と、何度も頼まれたが面倒臭がってやらなかった。そんなものが治るということは信じなかったのです。ところがその人は三カ月くらい経ったらアザまでなくなってしまった。アザが治るなんて妙だなと思ったが、「妙ではない、この通り治る」と。今でも金杉にいる女の人ですが、以来それればかりやっているのです。自分でも不思議でしようがないらしく、自分のがとれたという経験で人のをセッセとやっている。ただ他人のシミなんて自分ほど熱心にはいかないから、成績はそう上がらないだろうと思うのですが、その人のは確かにとれた。私が自分の目で見たことです。

他にも一生懸命やったらホクロがとれたという人も知っております。まあ我々にはできないことですよね。生命の大事の時に一生懸命愉気をするのは愉快ですけれども、顔のアザが一つ減るとか増えるとかに懸命になるのはやはりどこかおかしくて私にはできない。けれども私のできないことを皆さんがやって、こういう面でも効果を上げ得るということを証明して頂けるのなら非常に有難いと思います。そういう面でどうぞ機会があったらおやり下さい。特に風邪を引いた時には皮膚の変化が激しいのです。ですから風邪の経過の時に併せて実験なさってみるといいでしょう。ただアザや何かはたった一回の風邪では治りませんよ。けれども水虫とか田虫とかインキンとかシラクモとかいうようなものから、瘍《よう》でも疔《ちよう》でも、風邪を利用してこの操法をすると非常に早く治るということだけは確かです。

発熱と発汗

胸椎五番が硬直していると、熱があってもなかなか発汗しません。九番が硬いと寒気があります。ここの処置は寒気をとり、発汗を誘導します。それでも熱が上がるだけで発汗しない時は、後頭部の温法を行ないます。鎖骨下動脈への愉気はその経過をスムーズにします。腰椎四番を併用すると楽です。

喉の痛む時は足の操法を行なうと、行なっているうちに治まります。その方法は次のように行ないます。

第一蹠骨下[*8]を触ると過敏痛が生じていますから、相手を仰臥させてその個処に指を重ね、骨をこするようなつもりで刺戟を加えますと、相手は過敏痛なためにその痛みを耐えるために押えた側に首を曲げてきます。その曲げたのが刺戟を加える限度であって、その曲げるまでに五、六回刺戟する。

室温は上げるが、上げ過ぎぬことも注意。汗が出だしたら、水分の補給が必要。

ストーブの傍には水を置くこと。

発汗したら冷やさぬこと、拭《ぬぐ》うこと。ベタベタした汗のうちは着物を取り替えぬこと。発汗はタオルで拭《ふ》く。体の一部が冷えても全体の汗は引っ込みます故、冷たいタオルはいけない。必ず温め乾かして用うること。

同じ理由で隙間風を注意。隙間風で冷えてジフテリーのような咳をすることがありますが、その時は手の人差指への愉気が大切。隙間風で汗が引っ込むと、急に呼吸が早くなり苦しくなる。蚊帳を吊って中に入れておくことは大いによい。時に畳の隙間や床板から風の入ることがある。麻疹の時など特に注意すること。気温の冷えるのは午前五時から六時。三時頃から部屋を温めることが必要。よく二、三時まで温め、ストーブを消して眠る人がいるが、それが最もいけない。

頭の鈍い子は風邪をなかなか引かないが、頭が働き出すと引きやすくなる。大人でも同じであるが、風邪を引いたら頭を休めることが必要。この意味で陽当りの良過ぎる室は病室には向かない。ガラス戸にはカーテンが必要。

しかし大人の風邪なら働きながらでもフッと体を弛め、二十分前後保ち、次に背骨を思いきって伸ばし、体を緊《し》めるようにすれば多くはそれだけで経過する。発熱があっても同じである。かいた汗を拭くことは特に必要なことであるが、不平や不満また鬱憤を、風邪に乗せないことが大切。

発汗を冷やして引っ込めると肺炎に進むことが多い。しからざれば泌尿器の故障を誘う。年少な子供は特に注意しなければならぬ。

風邪の効用　二

適温の個人差

十月に風邪の問題をお話しいたしました。十一月にはまた風邪の話の続きをするとお約束しておきながら、それを忘れてしまって広島か神戸へ行って風邪の話をして、肝心の東京でその続きをするのを忘れておりました。しかし忘れたのには忘れる理由があるのです。それは風邪の話の中でお風呂の入り方を説明したのです。そうしたら方々から抗議がきた。

それは或るおうちの御主人が風呂に入って「ぬるい」と言ったら、奥さんが来て黙って水温計を湯の中に入れ、それを見せて「四十二度です」と言うとサッサと部屋へ戻ってしまって、一向に沸かしてもらえなかったとのこと。後で御主人がそのことでブツブツ言ったら、私が先々月のこの会で、四十二度が健康人の標準であると言ったことをもち出して「四十二度がよい」と答えたそうです。我が亭主は鈍いはずがないと考えたのでしょうが、それではちょっと困る。「熱いか熱くないかは四十二度が境で、正常な感覚状態なら四十二度が適温だ」と確かに私は言いましたが、鈍いと思いたくなくてぬるい湯に入ろうとすることは体に良くない。

その反対に、敏感な子供を四十二度のお湯に入れて、熱いと言って泣いても、これに入らなければ正常でないと言ってムリヤリ入れてしまったというお母さんもありました。また沸かしながら入ると風邪が長くなると言ったというので、ぬるくて「しまった」と思ったが、沸かしながら入ってはいけないと思って、沸かさないでジッとそれで辛抱していたというような話があったりして、風呂の話をすることをいつもためらってしまうのです。

要するにこれは個人個人の体で感じる問題で、人間の体には個人差というものがある。しかし今お話しすることは生理的な、一般的な感覚を基準にしているのです。だから四十二度までが熱いというのは敏感であるが、四十二度から四十五度の間が熱く感じるというのがだいたいの大人の標準です。四十五度以上でないと快感がないというのは、体の疲労が或る生理的な許容量を越えて疲労が蓄積されているとか、中毒しているとか、或は方々が硬張り出しているとかいうような状態で、四十五度を越した温度が適温として感じる場合は、どうしても体の鈍りというものを考えなければならなくなるということです。また四十度或は三十九度辺で熱く感じる人ももちろんあります。若い人であるとか、体が敏感であるとか、子供であるとかいうようなのは、三十九度や四十度でも熱く感じます。

赤ちゃんが産湯の時泣くのは、大人の適温で入れられるので驚くからなのです。母胎の中は三十七度から三十七度五分ですから、まずその辺の温度の湯に入れて順々に高めるようにすると、産湯でも泣かない。産湯で泣くのは子供の健康度を示すというのは間違いです。本当を言うと産湯で子供を驚かすようなことはよくない。だから産湯は三十七度から始めて三十九度まで順々に高めて、その範囲内で終える。三十九度になると体脂がとけますから、体の掃除にも無理でない。大人でもごく敏感な人だと三十九度前後が快感であるという人達が少なくない。三十代くらいまでは、三十九度くらいの湯が快感に感じるのは過敏ではない。しかし三十八度台、三十七度台でないと入れないというのは体が過敏であって、そういう場合には泌尿器や呼吸器のどこかに多少弱いところがあると考えなくてはならない。だから三十代前後の人はだいたい三十九度から四十度、或は四十二度の辺で適温を感じるようならよい。ですからそういう適温の動きを知って、皆さんも自分にはちょうどこの湯の温度がよいというのを計って、自分の健康状態を観る目安になさるということはとてもよいと思います。

ところがぬるい方が敏感だという言葉があるために、自分も敏感な仲間に入りたいと、四十二度くらいになると「もう熱い」とか言って入って、風邪を引くことがある。ぬるいのを我慢して入っている人は、湯から出た時に体が赤くならないのです。適温というものは頭で作り上げるものではなく、体で感じる温度ですから、適温に入ったのなら皮膚は一応赤くなるのです。

体の鈍り個処は赤くならない

体の中に疲労物質があるほど、赤くなるまで入らないと適温に感じない。ごく過敏な人は熱いのを我慢するとすぐ赤くなってくる。だから四十二度以下で赤くなる人は感受性の度合が割に敏感であるといえましょう。また四十五度前後で赤くなるのは、疲労した物質が体の中にたくさん溜まっているとか、感受性が鈍っていてふだんより少し高い温度を適温と感じるとかいうようなことがありますので、適温を知るには皮膚の変化というものを標準に見ていくのが正しい。体に何らかの故障があると、頭では熱いとか、ちょうどよいとか思っているのに、体の或る部分だけはそれを適温と認めない、つまり赤くならない場処があるのです。例えば風邪を引くと片方の足が赤くならないとか、消化器が悪いと両方の膝の下が赤くならないとか、食物に中毒していると背中の真中だけが赤くならないとかいうように、感受性が鈍っている場処、或は疲労物質が溜まっている場処というのは、体全体を風呂の中に入れてもそこだけ赤くならない。そういう処と関連した場処のはたらきが鈍っているからです。

絶えず胃袋の調子が悪いという人は、胸椎部の六番から十一番の左側が赤くならない。肝臓の悪い人は胸椎四、八、九番の右側が赤くならない。その逆に、急性病になるような体の過敏状態の時だと、体では熱く感じない、従って全体は赤くならないのに、或る場処だけが赤くなる。これを過敏現象といいます。普通は過敏現象をアルコールで拭くとか、針でソッと触って異常感を感じるとかいうことで調べるのですが、入浴して出てきて或る部分だけが特に赤くなるという時は、これはやはり何らかの体の壊れる前の現象だと見てよい。

そういうように或る場処では感じが鈍い、或る場処では感じ過ぎるという現象が皮膚の上に現われるので、適温だと感じる湯に入って出てきた時に、全体的に赤くなったか、そうでないかという以外に、或る部分が特別に赤いとか、赤くならないとかいうことを確かめるようにしておきますと、体を管理する上で非常に便利です。特に赤くなっている処を押えると過敏な痛みを感じ、赤くならない処をジッと押えてしばらく圧迫すると、だんだん痛くなってくる圧痛感というものがあります。それはまず自分の体で確かめてから子供達の体を見るとよく判ります。

食物の中毒だと膝から下が全然赤くならない。だからお風呂から出てきてからその赤くならない処だけ湯に入れればいいので、それを脚湯と申します。風邪を引いた時に喉の風邪などだと、足の踝から先だけが赤くならない、そういう場処だけを湯に入れるのを足湯といいます。

そういうように、風呂に入って出てきた状態を観察して、発赤していない部分をさらに追加するということが、足湯とか、脚湯とかの部分的入浴法が起こった元なのです。ところが「足湯をおやりなさい」「脚湯をやっておくとよい」と言うと、風呂に入ることを止めて足湯をするとか脚湯をするとかいうように受け取ってしまっている人が多いのですが、本当はそうではなくて、風呂に入った後始末としてそれを行なうのです。そうすると風邪でも下痢でもすぐ良くなります。しかし風呂に入るということでも、先に言ったように、子供でも四十五度なければいけないのだといって無理に突っ込む親がいたり、また適温が四十二度だといってサッサと水温計を入れただけで引っ込んで焚いてくれない奥さんもいるのですから、風呂の入れ方になると非常に難しい。一般的なことを言うとよく誤解されやすいので、部分だけを入れると教えておいた方が却って安全だという理由で私は黙っていましたが、本当は風呂に入っての問題なのです。

皮膚の機能——排泄作用と吸収作用

入浴というのは体を刺戟して体のはたらきを亢め、また毒素を排泄させるようなはたらきをもっているのですから、むしろ体に異常のある時に入る必要がある。異常のない時は風呂に入るなどということは余分なことなのです。けれども体の運動として、或は子供のうちは運動の不足している分を代償する意味では非常によい。大人は洗濯のつもりで入るらしいのですが、体は丁寧に洗濯すればするほど、皮膚の排泄力というものは弱くなってきます。

御承知の通り、皮膚には排泄作用といって体の老廃物を捨てるはたらきと、呼吸作用といって皮膚呼吸をするはたらきがある。動物の中には肺がなくて皮膚の呼吸だけで生きているものもたくさんにいる。皮膚呼吸というのは人間にとっても非常に大事で、体の三分の二を火傷すると死んでしまいますが、それは皮膚呼吸が行なわれなくなるためです。だから皮膚は、体表の皮の袋ではなくて、排泄と呼吸という生活機能をもっているわけです。全身に金箔をつけたら目をまわしたという例があるように、皮膚呼吸というのは非常に大切なのです。

ですから皮膚を刺戟することは、或る意味では皮膚呼吸を促進するはたらきがある。肺炎の時に湿布するとよいというのは皮膚呼吸の誘導方法です。だから当てきりでは皮膚呼吸ができない。皮膚を刺戟してその呼吸量を増やして肺の負担を少なくすることに意味がある。だから入浴で風邪を治すという私共の考え方は非常識ではない。非常に合理的なのですが、一般の人は入浴を洗濯と心得ているから、風邪を引くと入浴を止めてしまう。けれども風邪を引いた時に、或る部分を擦《こす》るということは非常によいのです。従って風呂の中で一部分熱く感じない処を刺戟して平均させるという意味で、風呂の中でそこを擦るということは非常によい。

しかし石鹼をつけて洗うというのは、大便が毎日出ているのに浣腸しているようなものです。浣腸すれば全部丁寧に出るけれども、それを習慣として繰り返していると、浣腸しないと大便が出ないような体になることは御存知ですね。それと同じように、いつも石鹼をつけて丁寧に洗濯していると、皮膚の排泄するはたらきをすっかり鈍らせ、弱らせてしまう。自分の体のはたらきで掃除ができないようになり、汚れやすくなる。同時に皮膚の呼吸作用も鈍ってくる。だから風呂に入っては洗い、洗ってはまた入るというような行き方や、石鹼をつけてゴシゴシこするような行き方は、風邪を引きやすい体に誘導する方法である。ちょうど浣腸しているのと同じような、体を鈍くしていく方法で、本当は感心できない。ただ余分な油や白粉などを塗っている人達は、それを除くために使うにはよいのでしょうが、そういう皮膚にくっつけてある物質を除く目的で石鹼を使うだけでなく、汚れてもいない処を一生懸命に、木綿物を洗うようなつもりで洗っている人がありますが、それはあまり感心しない。

　まして赤ちゃんの場合は、油を過剰に分泌することがあっても、別段クリームを塗るわけでもないのですから、石鹼をあまり使い過ぎるということは風邪を引きやすい体にする。皮膚の生活機能を鍛練するのでなく、あべこべに鈍くするような方向にゆきつつあるのだといっても間違いではないと思う。それで私は、赤ちゃんには石鹸を使うな、赤ちゃんの皮膚自身で体の掃除ができるような体にすることが大切だと言っているのです。特に風邪を引いた場合には、そういう皮膚の強い弱いの差が非常にものをいいます。

ところが、赤ちゃんに石鹸を使わないという流儀をいろいろな人に勧めていたら、石鹸会社の社長さんから苦情が出たことがありました。まあ営業妨害だといえばそうかも知れないが、石鹸を使ってはいけないと言っているのではない、使い方が問題なのです。私などふだんあまり石鹸を使わないので、油やインクがついても、お湯の中で振るだけでとれてしまう。石鹸で体を洗ったなどということはここ四十年一回もない。顔も洗ったことがない。よく顔を水で洗うことを勧められますが、私はいつでもタオルで顔をペロッと拭いてすませてしまう。頭などもあまり洗ったことがない。あまり洗いたがる人がいたので「頭を洗うとよく禿げるそうだね」と言ったらそれっきり言わなくなってしまった。けれども洗い過ぎるとそういう傾向になることは事実で、それは洗うためにいろいろ余分なものを使うからです。

つまりできるだけ人間のもっている体の自然の力で暮らしていく。そういう自然の力が亢まって体は強くなってくる。自分の体が自然の力で強くなったのでなければ、支え棒をして丈夫にし、浣腸をして毎日大便が出たからといっても、別段それは丈夫であるということと関係がない。やはり人間が健康であるということは、自分自身の力によって健康であることだけがよいのであって、守ったり、庇《かば》ったり、支え棒を立てたりして、やっと無事に突立っている山田の案山子《かかし》のようなものと一緒に考えるわけにはいかないと思うのです。

心理現象としての風邪

私は昔、寒いから着物を増やすとか、暑いから着物を脱ぐとか、扇風機をかけるとかいう人為的な余分なことは、できるだけ少ない方がよいと考えていましたので、私の道場では、戦前は冬でも開けっ放しにしておきました。火鉢ももちろん出しませんし、私も一年中単衣を着っ放しでした。皆は懐炉などを忍ばせておりましたが、その時分の人で、ストーブのそばに近づいただけで風邪を引くという人がたくさん出てきた。体が敏感になっているということの他に、自己暗示をもっているのです。そこで「これは自分の信仰で風邪を引いたには相違ないが、そういう心構えにすることは本当ではない。普通の暮らしをして健康を保つように仕向けねばならない」と考えて、それからはガラス戸を閉めるようになり、ストーブを入れるようになり、普通の生活状態にするようになりました。寒いので風邪を引くという考え方が入っている人は寒いと風邪を引くが、ストーブで暖まると風邪を引くと思い込んでいる人はストーブで風邪を引く。風邪を引くことの中にはそういう心理的な分子が非常に多いということが判りました。

昔、寒いから風邪を引くのではないということをいろいろ説いていると、厚着をして風邪を引く人が出てきたが、寒いと風邪を引くと思っている人は、靴下が濡れたからといって風邪を引き、衿巻を忘れたからといって風邪を引く。そう言いながらその人はお尻をまくって便所へ入っている。だから寒いから風邪を引いたのではなくて、寒いと風邪を引くという考えが、心が空虚になった時にフッと入ったり、暖かいと風邪を引くという考えが、体が弛んだ時にポカッと入る、そういう時に風邪を引くのです。

「……と思い込む」とそうなる

だから風邪を引くということの中には心理的に風邪を掴まえてしまうことが多くある。英語では風邪を引くことをキャッチ・コールドという表現をしていますが、寒さを掴まえるというような、そういう風邪の引き方はたくさんにある。「風邪が流行るだろう」と新聞で書き立てると風邪が流行る。もっともコレラでも、チブスでも、脳炎でも、皆偽物があります。疑似コレラとか、疑似脳炎というのがありますね、ああいうのは「……と思い込んで」そうなったという心理的なものが多いということです。

　ただ、「……と思い込んで」も風邪を引かない人はたくさんにあります。それは何故かというと、「……と思い込む」ことは意識的なのです。意識で「……と思い込んで」いる時は風邪を引くという状態にならない。心の奥の深層心理とか潜在意識とかいうような潜在している心に、風邪を引くという考えが入ると、風邪の現象が起こる。だからふだんから「風邪を引くぞ」という意識があっても、潜在意識の方に隙がないうちは入らないのです。「ハックション」などという時に「アッ風邪を引いた」と思うとスーッと入ってしまう。そうすると風邪になる。生理的な面からいえば、本当はハックションとやる時は風邪が出て行く時なのです。クシャミをしたら「風邪が出て行ったな」と思うのなら本当なのです。けれどもそういう時に「アッ風邪を引いたな」と思い込むと、風邪の恢復的な生理機構そのものまでが次の風邪の元になってしまう。下痢でも同じで、ジャーッと出て体の大掃除をしたのに、「さあ大変、お腹を壊した、病気になった」という考えの方に結びつくと、それから病気になってしまう。そういうように風邪の中には、生理的なもの以外に自分の心で作り出している風邪が非常に多い。

病気になりたい要求

ただ、寒いから風邪を引くとか、暑過ぎて風邪を引くとか、「……と思い込んだ」時とか、クシャミをした時とかに風邪を引くだけならあまり害はないけれど、「あの人は自分を見てくれない、病気になれば親切にしてくれるだろう」と思うと病気になりたい要求が起こる。頬っぺたがふくれたり、目をつり上げたりするようなものが心のどこかに起こると、体のどこかにそれに相応した変化が起こって風邪を引きたくなってくる。そういう心で風邪を引いたのだから、「私が風邪を引いたというのにちっとも親切にしてくれない」とか、「こんなことで治ったら損だ」などという考えも出てくるわけです。

この間、青木さんという人が脳溢血を起こしました。軽症ですんで、一昨日私が行って「もう明後日を過ぎたら起きてよい、もう病気は終わった」と言ったところ、「惜しいなあ」と言うのです。「何故だ」と訊いたら、「私は病気を長い間やったことがなかった。今度病気になったら、皆が集まって心配して親切にしてくれる。家族がこんなに親切だということなど病気になって初めて知った」と言うのです。今まで怖いと思っていた奥さんまでが大事にしてくれる。だから「もっとゆっくり病気になっていたかったのに、もう治ったから起きてよいなんて……。もう少し病気になっていたいですね」と述懐していましたから、「では僕を頼まなければよい。そうしたらいつまででも一生でもこうやって半身不随でいられますよ。貴方の奥さんも貴方のベターハーフという役を、嫌が応でも引き受けなくてはならない。担がれなくては便所へも行けない。一生そうなっていたいんなら僕を頼まないようになさい」と言ったら、「今のように、病気をちっとも心配しないで病気になっていたい」と言っていました。

しかしこれは誰の心にもあることで、ただ青木さんが率直に言っただけなのです。歯が痛い時でも、「痛そうね」と言われると、「何でもないわよ」と威張っている人でも、「お茶を入れてくれ」とか「水を汲んでくれ」とか頼まれると、「私はこんなに歯が痛いのに」と言う。ちょっと面倒なことを頼んだりすると「私は今風邪を引いているのよ」と言って、権利を獲得したようにガンとはねつける。それだけ元気があるのなら……と思ってなおも押しつけると、途端に熱を出して「風邪を引いておりますよ」ということをハッキリ示す。

潜在意識内の反抗

風邪を経過する、治るということでも、引くことと同じように心理的分子が非常に強く働いているので、それを処理しないと、胸椎五番や腰椎一番だけで風邪のとっぱなを治すということは非常に難しくなるのです。病気になると、大人でもちょっといい気持になることがあるように、子供にちょっとした言葉をかけたことで風邪が長びいたり、治ったりすることがよくある。理由のない叱言などを言われるとヒョッと反感が起きる。そういう反抗は普通は皮膚に現われるのです。恥ずかしいと顔が赤くなるように、反感があると皮膚が縮むのです。縮んだ後に風邪を引くと、ジンマシンとか、その他の発疹する傾向になる。大人だと皮膚病になったりする。皮膚は心理作用に敏感で、ちょっとしたことで顔が赤くなったり青くなったりするように、皮膚呼吸の度合もすぐに変わって、それが元で風邪を引いたりする。発疹とか、いろいろな皮膚病とか、風邪とか、特に皮膚に関係している風邪というものは非常に心の動き方と関係があります。胸椎五番を押えて、グッと押して急に放すというのを風邪を引いた時に咄嗟《とっさ》にやればすぐ治るのですが、「こうやれば治るのよ」などと言ってからやると、治りたくない要求というか、心がそういう言葉に反抗を起こして、逆に風邪を作ってゆくということになります。

潜在意識の反抗というものを作り上げてしまうと、いろいろなことで風邪を引く。厚着をさせると厚着をさせたことで風邪を引き、薄着をさせればさせたで風邪を引く。治すショックでも受ける状況によっては治らない。特に親が強引に「これをやれば必ず治るのだからやりなさい」などと言うと、急に風邪が悪くなる。そういう時は、甘い言葉をかけてお汁粉の一杯でも食べさせた方が効いてしまうというようなこともたくさんにあるので、これこれこういう方法が風邪の処置方法だから、これさえ行なえば風邪が治るのだと考えるのは単純過ぎる。ちょっとした叱言で風邪を忘れることもあるし、ちょっとした言いつけで風邪を引いてしまうこともあるのです。

寒い時に、うっかりお使いを頼むと途端に風邪になる。では寒いから風邪を引いたのかというと、爪などを上げる時は平気で上げているのだからそうではない。そういうように、ヒョッとしたことで心は風邪を掴まえてしまう。だから風邪の操法をするなら、まず、潜在意識の中に反抗を作らないようにすることが大切です。

未練症状

病気の治りかけになって、もうちょっと病気をやっていたいという要求が起こって、それでまた病気を繰り返すというようなことがよくある。私はそれに「未練症状」という言葉を当てましたが、どこかに不平が抑えられている場合には、

「治る」などと言われると、「もっと悪くなりたい」と思う。よく小さな怪我に大きく包帯をしている子供がいますね。包帯をたくさん巻いてジッとしている。ところが包帯をとってみたら、ほんのちょっとの怪我しかないというようなことがよくありますが、そういうような心が誰にもあって、未練症状というものを作るのです。

子供などだと、風邪を引いて私の操法を受け、サッサと治ってしまったという経験が一度あると、風邪を引いた時に親が私の所へ連れて行くと言っただけで、急に熱を出してしまって連れて来られないというようなことがよくあるのです。連れて行かれると治ってしまう、熱が出たら家にいられる、そうするともう三日稼げると、そう思うのでしょう。ですからそういう未練症状的な心理分子をとり去る技術がないと、風邪は順調に経過しない。私は、ただ手を当てるという以外に、その手を当てるまでの行程にある心理分子、或は余分な心をとり去ってしまうテクニックを知っているので、未練症状を起こそうとしている人でも、治りそうになってまた急に風邪が重くなったという子供達でも、ここへ連れて来ると、もうそういう心は止めてしまう。そういう心理的な分子というものは非常に簡単に処理ができるので、体のどこに現われてもあまり骨が折れない。

ところがそういうことを知らないで手当をすると、或る人の風邪はサッと治るが、或る人の風邪は治らないとか、一生懸命愉気をしていたら却って重くなったというようなことによく出会うものです。それでは愉気法をやっても、自然に治る以上に長びかせることになる。だからそういう場合の心理処置というものも一応考えておかなければならないのです。

心の虚と実

「まあ寒い！」などとハッと思うと風邪を引くのですが、その時お腹に力を入れると、それだけでもう風邪を引かない。手を怪我した時にハッと思うと血がドンドン出るが、ハッと思わなければ血は出ない。火傷した時でもハッと思うと火ぶくれになるが、お腹に力を入れていれば火ぶくれにならない。火に当たる部分が広いから火ぶくれになるのだと言う人があるが、そうとは限らない。気絶している人は体半分焼いても火ぶくれにならない。まして死んだ人の体ではならない。ふだん用心深い人ほど火ぶくれになる。だからやはり火ぶくれは心理現象で、ハッと思う防衛的な心の現象であると見てよいものです。だから意識してお腹に力を入れていれば、鉄の焼火箸を持っても火ぶくれにはなりません。

私は昔講習会で、ハッと思わなければ出血しないということを説明するのに、いくら口で言っても相手には判らないので、畳針を用意しておいて、前の人に「ちょっと手を出してごらんなさい」、「エイ！」と気合をかけてサッと畳針を刺してしまう。そうして「痛くない、痛くない」と言わせて、痛くないと言いながら抜くと血が出ない。また焼火箸をいきなり傍の人に出して「ちょっと手を出してごらんなさい」と、お腹に力を入れて握らせると、皮は焼けても火ぶくれにはならないということも実際に実験しました。そしたらそういう話をする度に前にいる人がだんだん遠くへ行ってしまって、誰も前へ来なくなってしまった。それでしようがなくて止めたのですが、もう二十年くらいそういうことをやっていないので、この辺でまたやろうかなと思っています。近頃ならバーベキュー串がよいでしょう。御希望があったらやって差し上げます。

それも初めのうちは、私がかけた気合の威力で血が出ないのだと思い、その気合の力で痛くないのだと思っていたのですが、よく考えてみると、ハッと思わなければ血が出ない、他のことに注意を奪ってしまえば痛くない、だから気合をかけると注意がよそへいくので刺されても痛くない、痛みを感じるのは心理的な問題である。だから血の出るのも心理的な問題だということが判ったので、気合をかけるのは止めて、他に注意を外らすことをやってみると、やはりその通りでした。

それ以来、私は気合をかけるということを止めてしまったのです。その前は私は「気合の先生」だったのです。歯の痛いのでも、押えて気合をかけると治った。むしろそういう方が得意だったけれども、黙って針を刺しても血の出ないのを見てガッカリして、「何だ、俺のやっているのはただ相手の注意を外らす拍子木と同じことだったのか」と思って止めてしまったのですが、風邪を引くという中にも、心がハッと思うと引くという要素がたくさんにあります。だからそのハッと思う時に、お腹にフッと力が入るように仕向ければよい。

気張りは体の自然を乱す

人間は痛い処を押えられた時、力を入れなければ痛くないのに、つい力を入れてしまうので余分に痛くなる。同じように、すでに風邪を引いてしまってからハッと思うまいとすると、却って症状がひどくなる。一度引いてしまった後では、いくらお腹に力を入れたり風邪に対する戦いというようなことをやっても、心理的な反抗が心の中に生じて、却って悪くなってしまうのです。

よく病気と闘って治すとか、病気に逆らって生活するのだとか言っている人がありますが、そういう人ほど病気が重くなるのはそういうことのためです。風邪ぐらいではそこまで気張ることも少ないのですが、結核などになると昔は闘病精神とか、或は病気と闘う術とか、病気を征伐するとかいう言葉に従っている人がいましたが、最近はそれも癌に移って、結核で気張らなくなったと思ったら、

「癌を治そう」などと言って早期発見とか何とかいう言葉を使っている。けれども癌になったと言われてハッとなり、癌と闘おうなどと決心すると、自分の心の中の全部の消極的なはたらきが動員されてしまって、その反抗作用で、自分で自分の体のはたらきを弱めてしまう。

こうして病気を悪くしてしまうというようなことは非常に多くて、一歩手前で気を張れば万病を予防できるのに、病気になってから気張るから、アベコベの結果を来たす。そこが心理的な衛生を説くことの難しい所以《ゆえん》です。「おお寒い」と、その時にフッとお腹に力を入れてしまえば風邪を引かないのに、風邪を引いてしまってから「たかが風邪だ」と頑張っていると悪くなってしまう。

本当は癌なども風邪を引くと良くなるし、血管硬化でも風邪を引くと柔らかになるのだから、風邪の上手な引き方を考える方が本当である。風邪を治すと言って「何くそ」などと気張るのは風邪の引き方としては最低で、そうやって風邪を育てている場合が少なくない。治そうとしても治らないという以上に、癌とか結核とかいうものの中には、そういう気張りでどんどん悪くなってしまう性質がある。癌と気がついた時から急に悪くなったというようなのは、たいていはそういう人なのです。闘おうと思ったり、いよいよ気張ったりした人なのです。だから病気で気張っている人は、自分で病気を育てていると見てよい。なる前にはならないように心を充実することが要るけれども、なってから気張るということはよくない。それは自分自身の心の抵抗で体を壊していくからです。だから潜在意識の反抗ということを全然無視して、体だけ、或は病気だけ治そうということは難しいのです。

空想は体に現われる

それでは、深層心理にはどういうことがどのように働きかけるのかというと、例えば「俺は強いのだ」といくら自分に言って聞かせても、暗い所へ行くと恐くなりますね。否、暗い所など恐くない恐くないと思っているほど、背骨が寒くなってきたりする。梅干を見ると唾が出たり、ガチャンと音がするとハッと体が硬くなったりするように、潜在意識の奥の心の動きというものは、心では感じないで体のはたらきや動作に出てしまう。

風呂に入る時、四十二度が適温だからこれで暖まるはずだと思って入っても、出てみると赤くなっていない。逆にちょうどいいなどと思って入っていても、真赤になってしまって入り過ぎていることもある。自分で何とも思わずに入っても、或る処は余分に感じて赤くなり、或る処は感じないというように、皮膚が感じ方を分けているなどということは、自分では全然考えないのにそうなる。心で感じる以外に、生理的な、体で感じるものがあるように、潜在意識内の感じ方というものは、意識では感じないのに、体の方には現われる。だから頭では「俺は恐がっていないんだぞ」と思い、周りでも恐がるわけはないと思うのに、その人はガタガタしていたり、坐ったまま腰が抜けて動けなかったなどということがあるのです。

昔、仲間でお酒を呑んでいた時に、壮士の殴り込みがありました。皆パーッと逃げたが、一人だけ、江口という人が、坐り込んで動かない。それで「あれだけ泰然としていた。彼は度胸がある」と皆で褒めて、壮士が帰ってからもう一回呑み直し、帰ろうと思ったら、やはりその人は坐っている。よく訊いてみると、びっくりして腰が抜けてしまって動けなかったのだということでした。そこで皆で江口泰然居士とかいう名前をつけたそうですが、そのまま動けないので私の所に電話をかけてきた。私が行って腰をガクンとショックしたらそれで歩けるようになりましたが、そういう腰の抜けた時でも、彼の場合、大勢の中で泰然としていた後だけにすぐ治るのは具合が悪いのです。だからよほど上手にやらないと、却って痛くなって動けなくなって、担架で運ばれなくては治らなくなる。骨がキチンと治っているのにそういうことがよくあるのです。そこで私は「度胸のよいやつほど腰が敏感に動くのだが、あなたのは少し動き過ぎたのだ」と言いながら操法した。そして「度胸がないと立てないのだが、あなたは立てるかね」と言ったら立ってしまった。度胸がなくて腰が抜けたと思われたくなかったのです。そこで度胸のよい自分を空想させたわけですが、空想すると実現する。意志では自分の体の動きに何とも働きかけられないのに、思い浮かべていると思い浮かべたようになっていくのです。

顔を赤くしようと努力しても赤くならないのに、前の恥ずかしかったことを思い浮かべると、一人でいても赤くなる。恐ろしかったことを思い浮かべると、部屋の中のストーブにあたりながらでも、寒気がしたり、顔が青くなったりする。人間の体には、思い浮かべるということの方が、意志とか努力とか気張りとかいうことより、もっと直接に働きかけるのです。だから、逞しい自分を思い浮かべるような方向に彼の感受性をもっていきながら腰を治したらすぐに治ってしまった。しかし空想をそういう方向にもっていっても、実際に曲がった骨を整体しなければ立てないのですが、たとえ整体しても却って悪くなることがあるのです。それを方向づけて整体しさえすれば、自然にそれっきり治ってしまうものなのです。

空想を方向づける技術

風邪のような場合でも、そういう心理的なものの処置の方法はいろいろあって難しい問題がたくさんありますが、そういうものを憶えていても仕方がないから、ともかく空想を方向づけるということを憶えて頂きたい。この空想の方向づけということが一番大事な技術であって、これに乗って愉気法を行なうということが一番よい。これを他の方向に空想をやってしまって愉気法を行なって、それが上手にいっても、その効果はなかなかハッキリしないということが出てくる。愉気法に限らず整体指導には、空想を方向づけるという技術がないと、相手も治してもらうつもり、こちらも良くするつもりでいても、一生懸命やればやるほど「こんなに一生懸命にやってくれるのは、悪いからじゃなかろうか」などと思わせたり、思い込ませたりして悪くしてしまう。

寝小便でも同じで、寝小便を治すなどと一生懸命整体すると、相手の心に「私は寝小便をする」という空想をいよいよ固定させてしまう。寝小便の治療などということを言わないでいれば何でもないが、「寝小便を治療する」などと言われると、その時までは俺は時々寝小便をすると思っていたのが、「俺は寝小便たれだ」などと自分で思ってしまい、「寝小便をしているなんて……何て俺は馬鹿なんだ」と思い込んでしまう。

観念はそういうヒョッとした時に確立してしまう。空想が確立するというが、本当は空想の方向が確立するのです。子供が何かし損ねた時に「しくじったな」と言えばいいのに、「お前は何て頭が悪いの」と言う。そうすると「ああそうだ」と思ってしまう。「頭が悪いから試験に落ちたのよ、しっかり勉強なさい」と親は言う。けれどもすでに頭が悪いと方向づけてしまって、だからしっかり勉強しろと意志の努力を強いるのは、人間の心の構造を知らない人である。

人間は自分のごく小さな動作でも、一旦空想に方向づけられてしまうと、意志では訂正できないのです。だから「頭が悪い」と方向づけて、「しっかり勉強しろ」と言うと、親の目を盗んで遊ぶとか、成績が落ちるとか、机に向かうと居眠りばかりするとか、そのうちに勉強が嫌いになるというようになっていくわけです。親は発奮させるつもりで「馬鹿だ」と言うのだけれども、その「馬鹿だ」と言われたことで子供が空想して思い浮かべることは、「俺は馬鹿か、俺の頭のはたらきは悪い、しかしいくら考えたって、親父が悪いのに俺が良いわけがない、おふくろだって鈍いのだから俺が良いわけがない」とか、それを自分で確認してしまう。もうそうなると、今度はしっかり勉強しようとしても、努力するほど逆になってしまう。

そこで風邪を引いた場合でも、早く治らないとお母さんにすまないなどと思って愉気法をされて、「早く治ったと言わなければ……」などと思っていると却って治らなくなってしまう。だから愉気法をやる場合にも、スラッとやることが大事で、あまり大変なことをやるようなつもりで物々しく勿体《もったい》をつけて手を当てていると、相手の中に脅えを誘い出すといいますか、無意識に脅える方向に向いてしまう。そうなってからはどんなに努力してみても駄目なのです。体は心の中に思い浮かべたように動いていくからです。

「今日は鰻かしら、いい匂い」などと思うと、もう胃袋の胃液が分泌してくるのです。鰻を食べた時のことを思い浮かべるからなのです。「またフライか」などと思うと胃液は引っ込んでしまう。体は思い浮かべたようになっていくのです。そういうことがあることをまずしっかり頭の中に入れて、愉気法はあまり勿体をつけてやらないことです。

ともかく相手の思い浮かべることを方向づけるということを皆さんで工夫して、どんな時でも意志の努力で引っ張っていかないで、空想を方向づけることで誘導していく。「しっかりしなさい」とは言わないのです。「しっかりしろ」と言うとガッカリしてしまい、「もっと勉強しろ」と言うと遊ぶことを考える。方向づける方法について、いちいち説明していると何年間もかかりますから要点だけを言ったのですが、同様の理由で、風邪のような時でも、簡単なつもりで、すぐ治せるようなつもりでヒョッと手を出すということはよくないが、かといって重い病気のつもりであまり過度に熱心になるのもいけないということはお判りになると思います。

そういうような空想の方向づけという問題においても、個人差というものは明瞭にあります。或る人には或る言葉が非常に強く感じられる。「畜生！」と言われても、自分が馬鹿にされたように思う人と、「あの人、下品ね」と相手を批評してしまう人があるように、感じ方にも個人差がありますから、その心の方向づけを行なうにしても、いろいろの行き方があるわけです。

受身な心と風邪

しかしここで憶えておいて頂くことは、一旦方向づけられたら、意志でどんなに努力してもその空想には勝てない、結局空想が方向づけられた方向に体の動きは行ってしまうということです。寒いから風邪を引くと思って厚着をさせているお母さんの子供ほど、寒いと風邪を引く。栄養が足りないと風邪を引くと思っているお母さんの子供ほど、栄養が悪いと風邪を引く。寝相が悪いと風邪を引く、コタツに入っていると風邪を引く、ぬるい湯に入ると風邪を引くと言ってそれを警戒している人達ほど、そういうことで風邪を引く。それでいて私共のように、風邪を引いたらそれを機会に体を治そう、癌になるような鈍い体にならないように上手に経過しようと思っていると、今度は風邪の方が意地悪をしてついてこない。

だから風邪を引こうなどと決心したら最後、風邪はなかなか引けないのです。意志の努力では風邪は引けませんね。どこかで、俺はなかなか風邪を引けないのだと思い、自分でそういう方向づけをしているから、なおさら風邪を引けなくなる。風邪の活用などということを考え出したが最後、風邪を引かないのです。そこで皆さんに、風邪は活用すべきものだという話をして、その活用方法をお教えしているのですが、敢えて言えば、これは私の風邪予防の高等戦術で、ここに来ている皆さんだけは風邪を引かないようにと思ってのことなのです。風邪の性質そのものが細菌に因るものでないこと、だから予防注射をして風邪を防ごうというような受身な心が、風邪を誘発しているのかもしれないということを解って頂きたいからです。

重く見るか、軽く見るか

まだいろいろな問題がありますが、風邪というものは一方的に体の面からいえば、胸椎五番と腰椎一番の処理で差し支えないのですが、そこへいくまでの行程が、風邪の場合には特に敏感に影響する。当然治るものと予想できる体の状態でも、サッサと治されてはたまらないと思うのか、風邪をうっかり軽く見て「大したことはない」などと言うと、俄然重くなってしまう。風邪を引いたということでせっかくの病人の権利をむさぼっているところを、大したことではないと言われたら、言い訳をしないわけにいかなくなる。そういうことでもう一回熱を出すより手がない。愉気法に自信をもっていると、つい他人の風邪を大したことないなどとケチをつけたがるのです。まさか「そのハンドバッグは安物ね、特価品でしょう」などと言う人は少ないと思いますけれども、それと同じわけなのです、風邪が大したことないなどと言うのは……。

だから私は「風呂に入っていいですか」と訊かれて「大丈夫」と答える時にも、この人は私の言うことを本当に理解して聞いているのだろうかということを、まずよく考えてからでないと「入っても大丈夫」とうけあえない。その代わり「用心した方がよい」などと言う場合は、私が相手を、理解がないとか、いくら話しても判らない人だとか思っている時です。「風邪を引いたら風呂はいけない」とか、「そんな物を食べては駄目だ」とか、「大事をとれ」とか、「悪くなるからここで警戒しなくてはならない」とか、そういうことを言うのは相手の病気に箝をつけることですから、相手も喜んでいます。三十円で買った特価品でも「百五十円ですか、五百円ですか」と言われるといい気持がするでしょう。それと同じで「放っておいても大丈夫だ」とか、「この具合なら明日の朝には治る」とか、「風呂に入ってよい」とか、「何をしたってよい」とかいうことは、よほど相手の理解度を読んだ後でないと言えないことです。うっかり言うと、放っておいて大丈夫と言った時からその風邪は重くなるような様相を呈する。だから「お大事に」などということは、お世辞としてもごく気楽に言えるのです。「手遅れになるといけない」という言葉と「お大事に」というこの二つを使ってさえいれば我々は不自由しないのです。もっとはっきり言えば、悪い方さえ口にしていればいいのです。「放っておいてよい」と言って安心させられるのは、玄人にならなければ言えない。素人は愉気法が上手になると「こんな風邪は簡単よ」と言いたくなるが、それは慎んで頂きたい。

これは自信過剰を戒めるという意味ではないが、風邪はそんなに自信をもたなくても治るものです。けれども相手の感受性によってはスラスラゆかず、自分で風邪を作っていくということを知っておいて欲しい。元来が風邪は自分の心理作用で作る部分が非常に多いものであるということをよく理解して、その上で特殊な処置方法というものをお考えになったらよいと思います。

風邪の中でもハシカなどは重いのですが、この間も斉藤さんが二人も子供を治してしまった。ハシカも一人は簡単なのですが、二人を治すというのは難しい。一人をやって良くなると、後も同じに良くなると思うのです。ところが良くなると思い込んで見ていられると、二番目の子供は病気にしがみつきたくなるような気持になる。だから二番目の方が重いというつもりで看病しないと失敗するのです。ところが最初のハシカに慣れてしまって、ハシカなら平気だと思い、最初にやった方の子供も同じ家にいるので、この子もすぐに治るのだと高をくくってしまう。そういう条件があるだけに、二人目は非常に難しいので、別々に一人ずつを二人、三人治したのと、同じ家で二人治したというのでは全然違う。その慎むという技術、相手の心理内容に働きかけるという考えがないと、治る間際までいっては何回か逆転しなくてはならない。だから斉藤さんが二人治したのは、一人ずつ治したのと違って見事だったと褒めることができる。

一人のハシカなら誰だって治せるのです。ハシカの硬結に悋気をするのです。本位田さんのようにお母さんになって睨みが利くようになるとまだ押しが利くのですが、斉藤さんのように弟妹の風邪を治すのはなかなか難しい。しかし行ってみたらお母さんよりもっと権威があったので、これなら治るのが当たり前だと思いました。しかし本位田さんも二人治している。二人の風邪というのはそういう点で一人の風邪と全然違ったものがある。

けれどもハシカはまだ共通して重い病気だという考え方があるだけに、二人でも風邪ほどの難しさはない。誰か他人の癌が治っても、俺の癌が治ると気楽に思う人がいないように、重いと決まっている病気には、二人目の難しさというものはあまりないけれど、二人目とか二度目とかいうのは、簡単に考えられているものほど難しくなるので、風邪の場合にも、そういう心理作用が媒介となって万病の元になる。風邪はよく急に重い病気に進んでしまうので、風邪を風邪で終わらせるということを考えに入れるようにすると、こういう心理作用をどうしても考えに入れなくてはならなくなるということです。

風邪は軽いのです。軽いものだから二度目は却って難しい。軽いものだから万病の元になる。軽いものだから悪い病気にまで追いやってしまう恐れが多分にある。どうぞ愉気法を憶えられたら、それによって、風邪を風邪で終わらせることを計画して頂きたい。風邪の心理問題はそういう意味での話で、これから先の利用方法はお任せいたします。

不平不満と風邪

言い忘れましたが、不平とか不満とか、或は反抗とか、そういうことが風邪になることがあるとしても、それを除かなければ風邪が治らないのではないのです。

それを除こうとして、相手が自分の気持に言い訳していれば、その言い訳を止めるような環境にしてやるとか、相手が甘えたがれば充分に甘えさせるとか、相手が嫉妬していればその嫉妬を除かなければならないとかいうように、相手の心理状態とか、相手の風邪を引くような心に同調する必要はないということです。それに同調しようと思ったら大変で、相手がこういう不平があるから風邪を引いた、その不平を何とか満たしてやろうと思って、風邪を治すために腕時計を買ったなどという人がありましたけれども、それでは少しも風邪の治療にはならないのです。その不平を満たせばまた次の不平が出る、それが叶えばまた次の不満が出てくるのです。だからそれを除かなくては風邪が治らないというように考えてはいけない。むしろ風邪によってそういう不平や不満も治ってしまう、自分から気落ちしてしまうような心まで治ってしまう、そういうように空想の方向づけを行なうことが大切です。

風邪を全うする要領

一、体を弛めること

偏り疲労部分は弛めようとしても弛まない。寝ていただけでは弛まない。そこで各人の体癖に適った整体体操の型[*9]をやって眠りに入ればよいのである。こうすれば偏り疲労部分も弛む。しかし平素、活元運動をしている人なら、自分の体が快く感ずる姿勢をとれば自ずとそうなる。

二、冷やさぬこと

特に汗の体を風に当てぬこと。熱が出ても冷やさぬこと。出なくても冷やさぬこと。

三、温めること

積極的に温めるためには次の方法がよい。

後頭部を四十分間、一本の熱いタオルを取り替え取り替えして温める。（タオルは小さくたたむほどよい）

喉の風邪の場合は足の踝《くるぶし》がかくれる程度の湯に四分〜六分間足湯する。よく拭いて赤くならない方の足をさらに二分間温める。（入浴の適温温度より二度高くする）

温めた後は冷やさぬ注意が肝要、熱が出切っていない時は一旦熱が上がってから下がる。

四、発汗は引っ込めないこと

乾いた温かいタオルでよく拭くこと、汗がネバネバしている間は下着を取り替えず、サラッとしてから温めた下着に取り替えること。その時、冷やして汗を引っ込めぬよう注意すること。

五、風邪の全行程における急処

平温以下の時期を安静にすること。

平温に復したらすぐ起きること。(余分に用心しないこと)

この二つが風邪活用の急処である。

六、水分を多めにとること

自然の経過を乱すもの

背骨の信号に従って風邪を経過せよ

先に背骨を整理する方法を説きました。風邪の時を例にして話しましたがお判りになりましたか。一昨々日、この話を聴いたはずの人が「自分が風邪を引いた。どうしたらよいか」と電話をかけてきました。「ちょうどよい。自分の体で実験して、整体のコツを会得なさい」と答えましたら、「自分の手は背骨に触れない」と申します。それは背骨を触ることが風邪を経過する方法のように思い込んだのでしょうが、私は背骨の整理方法として風邪の時機を利用することを説いたので、背骨を触らなくては風邪が経過できないのではない。

背骨をしらべるというのは、交叉点で信号が赤くなったり、青くなったりするのを丁寧に見て行動するようなもので、青くなったら進め、赤ければ止まれというだけのことなのです。正すのは手でなく風邪なのです。信号に従って動作していれば、自ずから背骨は正しくなる。それ故、信号を丁寧に見てその示すよう体を使うことが、風邪を経過して整体に至る方法なのです。この人は、背骨を正すから風邪が経過すると考えたのでしょうが、私の話が耳を通らなかったのかもしれません。

交通整理の上手下手

交通整理といえば、一昨日狛江からこの道場に着くのに、およそ一時間かかりました。いつもは十五、六分で着くのですが、その日は何故か道が混んで、自動車が多摩川の橋の方まで並んでつかえているのです。その列に入りましたが、一メートルも走らぬうちに止まり、一向に車が進みません。原因は判らないが随分混んだものだ、これでは都心並だと思いました。一メートル走っては五分止まる、繰り返し、繰り返し、やっと成城の三叉路に至りました。そこで混雑の原因が判りました。その三叉路に、いつもはいない交通巡査が二人いて、一生懸命に交通整理をしているのです。いつもならスラスラ曲がれるその角が、整理信号のため、一向に曲がれないのです。あまり信号の仕方が下手なので顔を見ましたら、自動車など初めて見たのじゃないかと思われるような田舎風の顔をしておりました。しかし、二人がかりで、汗をビッショリかいて一生懸命なのですが、自動車はどんどんつかえて増える。スッカリ上がってしまって気の毒でしたが、これが東京都から神奈川県まで自動車をつかえさせ、並べてしまったのです。空いているのは交叉点だけ。

同じ交通整理でも、日比谷へ行くとまことに見事なもので、信号だけでは整理しきれない、その多くの車を、ピリピリと手を上げ下げするだけでまことにスムーズにさばいている。車の流れは停滞しないでサーッと流れる。同じに手を上げ下げしてピリピリ吹いても、上手な人がやればつかえない。下手だからこんなにつかえる。やることは同じであっても上手と下手では全く違う。笛を取り替えても、吹く人が同じならやはりつかえる。笛の音の問題ではない。

同じ道具で行なう整理の方法でも、上手と下手では違うが、笛の音のせいではない。背骨の整理でも、そのピリピリと同じようなもので、どういう時機にどの背骨を正すか、どの背骨の知覚異常でその正す時機を知るかというその時機を知って方法を合わせて使うことが大切で、ただ背骨をいじることが整理ではない。成城の角の巡査はピリピリピリピリ日比谷の巡査より大分余分に吹いておりましたが、それでもつかえる。背骨の整理も同じで、余分にいじったから整理されるのではない。

背骨を整理する方法を会得なさったら、その上手下手で経過に遅速が生じ、結果が丈夫になったり弱ったり、同じ風邪を経過するにしても、いろいろあることはお判りになったでしょう。

自分の風邪を活かせ

整理方法を知れば、自分が風邪を引いた時には自分の体で整理の方法を行なってゆけばよい。他人の体の感じは判らないから、背骨をしらべてその状況を知るので、自分の体ならそのような余分なことをしないでもよい。他人だから知覚変化を追うのだが、自分だったら背中を動かして、この部分が硬張っているとか、動かし難いとか、腰が曲がらないとか、手が伸びないとか、風邪の状況と自分の体の状況とを睨み合せて道を得ることができるはず。自分が風邪を引いた時ほど、整理のコツを呑み込むに都合のよい時機はない。自分が風邪を引いたらシメタと思って、どのような時機に、体のどの部分にどのような変化が生ずるか丁寧に確かめ、経過の観察をするべきです。これをズボラして、方法だけ聞いて、そのまま行なったとて背骨整理の意味はお判りにならない。

自分の体で呑み込んだ整理の方法を他人の体でもう一度確かめると、自分と同じようにゆかないことも判る。そこで他人の体は自分とは異なる、人間っていろいろな体があるのだなということも判る。これが判って個性という問題が背骨の整理の方法に現われるようになる。話を聴いて、初めから体癖というものがあるんだなと決めてかかるより、整理しながら同じ人間の異なる体の動きを丁寧に見ていって、体癖を自分で知っていく方が確かなことも判る。

風邪の流行しているこの時期に丁寧に観察することを知れば、交通整理の方法がいろいろ会得できるのではないでしょうか。そのように活かして使えば、自分が風邪を引くことも無駄なことではないのです。

早く治るのがいいのではない

ただ早く経過してしまいたいとだけ考えて、風邪を引いて焦るのは風邪を無駄にする行為です。こういうように風邪を無駄にしないで活かそうと考えると、風邪は普通よりスラスラ経過してしまうのです。焦っているとつかえるが、積極的な態度をとるとスラスラ流れてしまう。風邪を引いて背骨へ手が届かないなどというのは、背骨を押すことで風邪が治ると思っているからなのです。風邪は治すものでなく経過するものであり、そのために体の交通整理をするのですから、このことを間違わないで呑み込んで頂きたい。

風邪を引いたら弛めること

風邪を引いたら、まず体中の力を抜いて体を弛めてしまうのです。弛めれば汗が出てサッサと経過してしまう。ところが自分では弛めたつもりなのに、体の一部は硬張ったままでいる。そこへ力を集めて抜く。抜こうとしただけでは弛まないが、一旦力を集めて抜くと抜ける。それを硬張った処に順々に行なう。しかしただ力を入れて抜いても弛まない。弛むには順序がある。その弛む順序が体によって違う。使い過ぎている処が弛まない。その偏り疲労の度合で弛む順序が生ずるのであるから、力を入れて抜いて、弛まぬ処を気張って弛めようとしないで、体の順序に従って力を入れて抜く。

体の自然の経過を乱さないこと

その順序を踏まないで、肩が凝っているからそれをとろうとか、腰が痛いから腰を弛めようとか、初めから決めてかかることは、交叉点の交通巡査がさばききれないで気張っているのと同じで、目の前の片側のことしか判らない。延々と後に車の続いていることが見えない。咳が出るから咳を鎮めよう、熱が出たから熱を下げよう、脚が痛むからそれを抑えよう、と今感じている処にばかり気をとられていると整理がつかない。食堂の前を通ると食欲のないことが気になり、家に帰るとだるいことが気になり、気になったことをいちいち何とかしようと手を出すから、経過が乱れる。風邪の経過という交通の流れの全体を摑まえて見ていない。次の交叉点の赤青のことを見て整理に当たらなければ整理できるものではない。やたらにピリピリ吹いたって、大きな音を出したって、全体の動きと時機を摑まえない限りは無駄である。無駄であるということは、余分なことをしているということになる。余分なことをすれば経過を乱す。何もしないでただ体を弛めていた方が、却ってスラスラ通る。その弛めるにも体の要求する順序に従わなければ弛める方法で硬張らせてしまう。無駄なことをすればいよいよ硬張る。

弛んで汗が出ると風邪が通過したのであるが、余分に硬張っていると熱が出る。経過促進の自然の方法である。肩が硬張っていれば咳が出、鼻がつかえていればクシャミが出る。これも弛み発汗する順序です。腰が痛むのも、そこがまだ弛まないという報せである。騒がないで経過を観、弛めるべきです。

風邪の後は体に休みを与えよ

そして弛んで経過した後は体を休めねばならない。高熱の後平温以下になったら安静にする。下痢しているうちは食べてもよいが、終わったら一旦慎む。風邪を経過するのに働いた処に休みを与えると、後は丈夫になる。顔がサッパリと透き通って濁りがなくなる。風邪が経過して、体が蛇が皮を脱いだようにサッパリしないのは、経過が下手なのです。風邪は経過したが体が重いとか、食欲がないとかいうのは、後の体の休ませ方が下手だからです。元来、風邪は体の洗濯のようなものであって、体の偏り疲労を除去する自然の方法です。病気視しないで、風邪が経過した後の体を丁寧に見ればこのことが判ります。

風邪が重いのは鈍い体

先にお話ししたように、風邪が流行するところはだんだん拡がり、その上、経過が長くかかる人が多くなりました。風邪が重くなったように言う人もおりますが、風邪が重くなったというより、風邪を引く人が鈍い人に多くなったといえる。初めは敏感な人が引いていたから、少しの風邪で風邪の徴候を現わした。ところが鈍い人は少しの風邪では感じない。そこで風邪をため込んでいて、体の中に拡げてから徴候が現われる。引く人の鈍さが風邪を重くしているのですね。しかし、まだ今月（二月頃）引く人は鈍いのではない。彼岸頃になって引く人が本当に鈍い。その後は鈍くて風邪を引けない。癌とか脳溢血とか、肝硬変とか、お似合いの変動を身につける。だから風邪を引く人は、遅くなって引いたといっても、そう鈍いのではない。風邪を引けるうちはまだよい。神経痛でも、リューマチでも風邪を引くと治ってしまう。癌でも、血管硬化でも風邪を引けば良くなる。だから風邪を引くうちはそう体はボロなのではない。

三十九度とか、四十度を越すような熱が出たとて、筋が痛んだり、吐き気が続いたりするようになったとしても、中には流感様の徴候の人も出てきましたけれども、風邪の徴候が激しくなっても、先にお話しした範囲は出ません。体が鈍いから遅くなり、まとまって徴候が現われるだけで、交通整理の順序の方法も少しも変わりません。

交通整理の急処

胸椎三、四がくっついているものは鎖骨窩に硬結があるし、そこへ愉気をしていれば自ずと経過してしまう。下痢がひどくても、頭痛が激しくても、胸椎三、四がくっついて鎖骨窩に塊があり、硬結しているならば、そこへ愉気をしているだけでよい。眼の前のことに囚われて整理の順序を体に従わないで使うと乱す。

鎖骨窩を押えて腕にひびくようになればもうよい。歯が膿んだとか、耳が膿んだとかいう場合があっても、この方法でよい。しかし同じ徴候でも胸椎五が飛び出していれば頸椎六、七に、胸椎十が突出していれば頸椎三、四に愉気をする。胸椎十番が捻れるのは、風邪が体の中でひっかかったことを示している。泌尿器に異常が現われる前である。十番や足の内側へ愉気すれば経過を促す。

徴候が激しくなったとしても、風邪が変わるのではない。鈍い体は偏り疲労の度合が大きいというだけであって、風邪の整理方法をそのまま適用すればよい。その代わり風邪の傾向が軽くなっても、先に説いた体を休める時機を摑まえ出して休めることをズボラしてはいけない。体のつかえる処は、軽くとも同じにつかえているのだから見逃してはいけない。自覚的に治ったと思っても、つかえがあればまだ経過したのではない。咳が止まっても頸椎五、六がくっついていたら、また胸椎十番が捻れていたら経過したのではない。つかえが残り、風邪の後のサッパリした体になれない。風邪の後腎臓が悪くなったとか、咳だけが残ったとか、呼吸器が妙になったとか、神経痛になったとかいうのはその整理の注意を怠ったためです。しかも風邪を機会に体の交通整理を行なっておけば、そういう体の異常もなくなってしまうのです。だからスムーズに経過すれば、風邪の後は顔が澄んで綺麗になる。

重くとも軽くとも、交通の流れが多かろうと少なかろうと、整理の急処も方法も変わりはないのです。夜中になっても青くなったり赤くなったりしている交叉点がありますが、それがよいのです。ズボラして消してしまうと、昼では起こらないような事故が起こる。体の整理でもズボラしないで、軽くともいちいち確める。そしてつかえがあれば、良くなったつもりでいても、異常が残っていると見ねばならない。上手に通れば体は活き活きしてくる。表面が活き活きしても、流れが滞《とどこお》っていればやはり注意しなければならない。重くなってもその場処をキチンと整理して流れをさばけば、自ずと経過してしまう。技術を使うと、何か私達の力でその体が恢復に向かうような錯覚に落ち込みやすいのです。巡査もピリピリ吹けば止まり、手を上げるから走るので、自分の腕が自動車を動かしているように思い込んでいるのかもしれません。下手なうちはそう思っているでしょうが、ピリピリに従って運転する人達がいるから交通整理ができるので、ただピリピリ吹いていたって整理はできるものではない。けれども成城の交叉点の巡査と、日比谷の交叉点の巡査は同じ笛を吹いても違う。片方は滞る、片方は流れる。滞るからといって笛が悪いわけではない。

体の整理は全体の流れを摑まえること

胸部操法の次は脚部操法ですか、胸椎十番の後はどこを整理したらよいですか、と訊ねる人もいましたが、全体の流れを摑まえなければどこをいじっても同じである。どんな体操を行なわせても、操法をしても無駄なのです。大切なことは、全体の流れを摑まえてその流れる方向にスムーズに動けるように導くことである。余分に技術を使い過ぎないで自然の経過に従うということが大切です。また本当に上手になれば、経過の自然に従って技術を加える余地がない。このように体を整理するということを会得すれば、このことが風邪だけの問題でないことが判ります。どんな変動の場合でも少しも変わりはない。今風邪が流行しているから風邪に題材をとっただけで、その方が皆さんの練習には便利であろうと思ったからに他なりません。しかし変動に際してだけ必要だというのではない。何でもない時の体の使い方にも、こういう考えが要るのです。

背骨は信号する——その読み方

元にもどって、体のはたらきがつかえると、それに応じて関連した背骨に異常が現われる。知覚異常とか位置異常が生ずる。例えば食べ過ぎると胸椎五、六の棘突起《きょくとつき》に圧痛が生ずるが、食べたものが悪かった時は胸椎八、九に過敏痛が現われる。長期間続いた胃袋の変動は五、六の椎骨の可動性が鈍っている。胃潰瘍のボアス圧点[*10]は胸椎十にあるが、食物が食道につかえやすい人は胸椎四に過敏が現われ、消化不良は腰椎一、二に圧痛がある。絶対に食べ過ぎないと口でいくら申しても体は正直である。その記されていることを丁寧に読めば、体は嘘をつかないことが判る。背骨をしらべるということに興味をもって丁寧に観察すれば、誰にでも判ることで、難しいことではない。

だからといって、その背骨を押して位置を変えれば、そういうつかえがとれるつもりでいることは本当ではない。裡《うち》の異常が背骨に現われているのであるから、その背骨を押したり伸ばしたりすることは、ちょうど鏡に映った顔が汚れているからといって、鏡を拭いているようなものである。他動的な力を加えて正すことを考えるより、自ずと正しくなるよう全体のバランスをとるということを考えなくてはならない。

つかえの流れる時機――生命時間は無視できない

しかしいつでも全体のバランスをとる方法を使えば正せると思うことも違う。つかえが流れる時機がある。その流れる時機を使ってさばいてゆく、これが整体の技術である。遮二無二力ずくで正そうと気張り過ぎると、そのことで体を乱す。

早く良くしたい気持は判るが、人間の体の動きは壊す時は一気にできるが、活かすとか、正すとかいうことは順々に、徐々に変わってゆくのであって、稲の伸びが遅いからとて手で引っ張っても伸びない。ウッカリ力を入れれば根こそぎになってしまう。一昨日の多摩川の橋から成城の角まで続いた自動車の列のようなもので、途中の一台だけを先に引っ張り出そうとしても無理である。生命の時間はいくら気をもんでも、犬なら二年で成犬になるが、人間は二歳では成人しない。

体の周期律特性を見、正す時機を摑まえることが最初の技術であること、このことを会得すれば、自分の風邪といえども、今までにお話しした操法の心を運用すれば、体の使い方で自ずと治るよう導くことも工夫できるはずである。自分の背中に手が届かないから体を自分では正せないのが当然と思ってしまうことは、体のどの部を動かしても背骨に通ずること、背骨によってどの部も動かし得るのだということを忘れているといえましょう。自分で風邪を引いた時くらい、自分の体なのだからいろいろと動かし、動かし難い部分や知覚変化のある部分と風邪の経過と時機の移り変わりとの関連を確かめ、その修正法を工夫することくらいしてもよいだろうし、その経過のうちに動く自然の移り変わり、体の状況をハッキリ知るべきでありましょう。整体技術を修めようと志している者にとっては、これくらい充実して勉強できる時機は少ない。無駄にしないで弛める機、緊める機、弛まぬ処、緊まらない処を摑まえ、その変動の性質を理解しようと考えて自分の体の動きを見れば、風邪の経過は楽しみであり、楽しんで経過すれば、イライラしながら経過するより経過は乱れない。

「明日は出かける日なのに風邪を引いちゃって、いやだな」と言ってイライラ御亭主に八つ当たりしているようでは経過が遅くなってもしようがない。今日の欠席者にはそういう人がおられるでしょう。本庄さん、富居さん、飯山さん、十人くらい欠席しておりますから、後で風邪を経過する心境を訊いてごらんなさい。もしこの如くでしたら、それは私の講義を交通整理の方法として会得したのではなく、何か斬れる刀でも摑んだつもりになって、操法を振り回して風邪を退散させるつもりだったのでしょう。

刀によって一気にバサッと斬ってしまうようなことは本当ではない。神経痛の痛みを止めることだけでも、いろいろな薬を使って一気にバサッと止めようとします。京都でイルガピリンを使い過ぎて死んでしまった人がおりましたが、死ねば確かに神経痛はなくなるでしょうが、少し困りますね。バサッと一気にやろうとすることは、殺すにはよいが活かすには向かない。痛みをバサッと制止できるのは、体を鈍くする方法だけで、活かす方法では、すぐ鋭敏になるのですから痛みが一時増える。その前には弛むからだるくなる。だるくなり、痛みが増え、排泄が亢まり、次第に痛くなくなる。長坐して脚が痺《しび》れた時でも、立つと却って痺れる。それから順々に痺れた脚が恢復する。生きる動きには順序があり、自然の経過がある。パッと良くするということにはどこかにインチキがあり、やっている人も、受けている人も気づかないでいることが多いが、体には硬直やら、歪みやらが残っている。痺れの感じに鈍い人はいきなり歩き出して転んでしまう。この間も足を折った人がおりましたが、「どうして折った」と訊いたら、「お茶をやって折った」と言いました。坐り過ぎて、立ち上がったら庭へ落ちたのだそうですが、痺れの感じに鈍かったのでしょう。一気呵成とか、快刀乱麻とかいうことを求めて処理しようとすることは、活かすことの逆の方向に向かせてしまうことが多い。

闘って病を征服するのではない。ただ体の交通整理をして、体のもっている力をスムーズに流れるようにする。流す時機、止める時機を作って進めてゆく。弛め拡げ、また緊め縮め、体の動きの流れるように整える。早く恢復することがよいのではない。自然に流れ、体のもっている力をスムーズに発揮すればそれがよいのである。

自然の経過を破るもの

ただ人間の体の動きは要求によるのでありますから、痛むから止める、足らぬから補う、困っているから助けるというように、外部から調節することだけを行なっていると、体の裡の恢復要求を鈍らせてしまう。余分な養生が人を弱くし、余分な治療の工夫が恢復のはたらきを鈍くしてしまっていることは少なくない。

その体に都合の悪いものを胃袋に入れて吐いてしまったとしても、それは調和のはたらきであるが、味噌汁の中に蠅の落ちているのを見て吐いてしまうというのは、頭の想像の結果で生理的統一は破られる。だからその後、体の要求で吐いたのは快感があるが、頭の都合で吐いたのは不快が残る。そしてこの不快の残る方が体を鈍くする。細かに言うと、生理的に嘔吐する時は胸椎六番の右が硬直しているが、吐くと弛む。頭で吐いた場合は胸椎六番の右にそれまでなかった硬直が現われる。首や肩における硬直も、またこれと同じ動きをする。

皆さんは気のせいで患うと体には何でもないと思っておられるでしょうが、丁寧に体の変化を観察すると、心理的な患《わずら》いの方が体には悪い影響を残します。体の自然の経過を早く経過させようとして乱すことは本当ではない。早く治ろうとする努力が逆の結果に導くことが多いのは病気の時に限らず、晴れの舞台でも、習字のお清書でも、簡単な受験でも、努力はしばしば逆の力を育てます。一気呵成に病気を治そうと考えるその考えが、体の調子を乱す。強行すればそのための行為が体を乱す。痛みを早く止めても、体にとっては警報器を故障させた結果にならぬとも限りません。痛みを止めたら、他がもっと悪くなったということがあっても不思議ではない。全体の流れを摑まえて、処理のことを考え行なわなければなりません。

心理的風邪とエネルギーの鬱散要求

風邪の経過でも、その治し方を工夫するよりも、全体の流れを整理するための観察方法として経過を見ることを行なう方がよいのでありまして、治そうと焦らなくとも、体を乱さず整えておけば、自ずから経過する。その経過のポイントを摑まえて全体の動きの順序を見定める。例えば胸椎五番の棘突起の過敏は風邪を示すのだが、頸椎五、六がくっついていれば喉が痛いし、熱が出ると下がってからまた、もう一度繰り返す。胸椎十に圧痛があれば長くなるが、なければ二度で終わる。もし胸椎三、四がくっついた状態なら一度で終わる。しかし、胸椎十に圧痛があれば咳が残る。頸椎三、四に過敏があれば鼻に残る。頭部第二調律点[*11]が弛んでいなければ経過は早い。弛んでいたらここの整理をしておけば、しているうちに汗が出てくる。悪寒は胸椎八、九に手を当てておけばすぐに去る。胸椎五そのものを刺戟すれば発汗を促す。発汗し出せば風邪は速やかに経過します。しかし発汗を促し過ぎると胸椎九が硬直します。

今の風邪はこの二様の経過と、頭皮が弛むと胸椎五、十が硬直し、腰椎一が飛び出してくるものの三様であるから、呑み込んでおけば見やすい。これは疑似コレラや、疑似癌の如き、心理的因子による疑似感冒である。風邪の人と接触したから伝染したと訴える人々の風邪である。人間にはこういう心理的因子が誰にでもあるのだから、一概に偽物扱いをすることもないでしょう。

こういう心理的因子が働く背後には、過剰エネルギーの鬱散要求がある。過剰エネルギーは性エネルギーになるのが自然であるが、他のエネルギーに昇華することもある。多いのは感情、また大脳に昇華することで、他人が転んでも笑い出し、花が散っても涙を出すようなのは明らかに感情昇華、後から後から空想や妄想が湧き起こったり、頭の方が行動を無視して働いて、前へ行ってしまうようなのが大脳昇華。この他に過剰エネルギーが行動に昇華すれば、行き過ぎ、やり過ぎ、言い過ぎが生ずる。こういう過剰エネルギーが、風邪となる心理因子の製造に回ることもある。一種の鬱散要求ですね。

だから体の変化を丁寧に見ると、背骨のすぐそばに硬直した線があり、これが上から下に走る場合と、下から上に向かっている場合があり、下から上に向かうのが昇華傾向。腰椎三から胸椎六番まで続けば感情昇華、八番までなら性欲の食欲転換、三番まで続くのが呼吸器、四番で止まれば心悸亢進、首まで続けば妄想、空想、屁理屈の大脳昇華。その線をたどれば見当はつく。頭部の第二調律点また第三調律点*12から下がって、胸椎三に至るのは心理的抑制風邪、癇癪でも、不平でも、行動でも抑制してしまって風邪になる。

その何《いず》れにしても、エネルギー調整の平衡現象と見るべきで、風邪を病気視する前に体の観察が必要だという理由です。

風邪のいろいろ

運動系の風邪

手足や腰が痛んだり、硬張ったり、リューマチ的な感じに襲われたら、まず風邪ではあるまいかと考えてよい。リューマチも風邪の一種だが、この場合は喉の風邪、つまり泌尿器系の風邪の変形です。これに似て、経過した後に心臓に何の変化も生じないのが運動系の過労に対する調整風邪で、汗さえ出せば簡単に経過してしまいます。脚湯、熱い飲物、刺戟性の食物、大根おろしや生姜汁などで、ともかく汗をかき、それを丁寧に拭ってさえおけばいい。そして水分を補給しておく。

発汗を、拭かずに風に当てると、この風邪を引く。秋の気温が高く風が冷たい時にかかる人が多い。六種、また四種体癖素質の人は、この風邪が肺炎に化けやすいから注意すること。怯《おび》えず、あなどらず、注意して、臆病にならずに経過することと。用心の過剰は経過を長くする。筋緊張を弛めることが早く経過する要点です。

消化器の風邪

昨年流行った消化器の風邪は、三、四種の人はほとんどかからなかったが、これ以外の左右偏りの人には大いに流行った。終わりは下痢。神経が過敏な人は一度下痢をして、これですんだと一息入れればいいのに、風邪の上に下痢までしたと慌てている。その心理作用で下痢の続いている人もあった。腰椎四番に異常のない限り、病的な下痢ではない。腰椎二番の異常はどんな下痢でも伴う。だから腰椎四番に異常がない限り、下痢を心配することはない。むしろ大掃除と見るべきであります。

経過は簡単である。これは足を組んで眠るとすぐ経過しました。そういう人が多かったのでしょう。繰り返しの多いのは、寝相を気にして正すお母さんをもった子供たちでした。中には食物を制限されて長引いている子もいた。かわいそうなことです。

呼吸器の風邪

近頃ポツポツ流行り出したのは頸椎七番、胸椎一番、また三番に異常のある体の風邪である。皆気管に残って、いつまでも咳を繰り返す。情ない咳をしながら、風邪が重くもならず、軽くもならす、ボンヤリした無気力な顔をしている人があったら、この風邪と思ってよいでしょう。汗が出ても治らない、熱も大して出ない。

こういう体は胸椎一番と、その側の後頭部の下がりを正して腰椎一番を正すと容易に経過してしまう。腰椎一番の異常のため、腰痛を伴う人も多いが、手首を正すと容易に消失する。

一種、五種にはこの風邪は少ない。頸椎四番に異常のある人か、胸椎三番に異常のある人で、これらの場合は経過が遅くなるが、頭部第五調律点[*13]を操法すればよい。

泌尿器の風邪

今流行している風邪のほとんどは泌尿器の風邪とみなされる。まず喉より始まって耳鼻を経て泌尿器異常を来たす。そのため、倦怠感、肩凝り、耳鳴り、排尿変化、便秘を伴い、頭が冴えない。腰椎二、三番に捻れが生じ、そのいずれかの二《に》側《そく》*14に硬結《こうけつ》*15がある。しばしば神経痛を伴い、首や胸部、背部に筋収縮を来たしているが、その部の筋肉を支配する椎骨を、その側の二側で正せば容易に治まる。頸椎一、四番、胸椎三、四、六番が最も多い。

しかしこれらをいじるより、直接腰椎二、三番の捻れを正せば間もなく風邪そのものが抜け、間もなく全症状が去る。七、八種以外の人が捻れた場合の調整現象といえましょう。足首の故障が多かった。

発熱時の後頭部温法、発熱前の足湯は特に有効。しかし床に入ってから足を組んで尻を上げる動作を二、三回繰り返して眠ることが最もよい。

春の風邪

四月といえば世の人は桜を思うでしょうが、私は四月といえば捻れ風邪、上下下痢を考えます。

捻れ体型でない人が臨時に捻れると喉を痛め、発熱する。胸椎十番を、捻れ難い側にだけ何回か捻ると、一夜で抜けてしまう。捻れ体型の人は引かない。風が吹くと多くなる。どうしてでしょう。

上下下痢は、上下型以外の人が腹も痛まず異常感もなく突然に下痢するのに、上下型の人は腹が痛み、そして便秘する。この二つの状態の人が同じ体操をすると、片方は止まり、片方は出る。ともに手の食指《しょくし》と頭の第二調律点（冠状縫合部）に硬結があり、これに愉気してから三種体操をするだけでよいのだから面白い。リューマチのように、体の方々が痛む人も、この下痢をすると恢復します。

こういう風邪や下痢は春の大掃除でしょうね。

梅雨時の体の使い方

梅雨の時は湿気が多い。一昨年の六月はこの湿気のために三台のアンプリファイアーが故障し、テープレコーダーも二台、音が出なくなってしまった。人間の体のように自分で調節することのできない機械が湿気に冒されるのも已むを得ない。管理者の怠慢といえます。

しかし自ら調節できるはずの人間の体を、その構造に適《あ》うように使わずに毀《こわ》す人もいる。湿気は防がなくてはならないという。しかしそれは違う。体の自動調整装置をフルに働かせることを考えるべきで、そういう受身の気持になっている ようでは、本来ある力も働かせられない。人間の場合は湿気のせいにしないで、その持主の怠慢によることを認めるべきであり、管理者の問題でなく、その体の持主自身の責任と見るべきです。

梅雨になると、どういう体が故障を起こしやすいかといえば、湿気で皮膚を包まれると一番影響を受けるのは、泌尿器と呼吸器である。普通人でもあまり湿気が多いと蒸し暑く、息苦しく感ずる。蒸し暑い時は体を積極的に動かし、息苦しくだるい時は深呼吸をすると、そういう感じは薄らぎ、思い切って大股に五、六歩歩けば、だるいのがとれる。坐骨神経の周辺の筋硬直がだるさの原因であり、息苦しいのはその影響です。それを伸ばすように歩いてみると、すぐ体で判る。

体癖素質でいえば八種と六種の体に特に影響が濃く、特に八種体癖者においては、大股に歩いても深呼吸をしても、だるく重い。しかしその捻れている方向に思い切り捻り、息をこらえて不意に吐く、その吐く時に捻っていた体を元に返す、これを二、三回行なうとその感じはなくなります。

六種体癖の人は、胸椎三、四番の肩胛骨間の運動をすると楽になる。ただし湿気で重くなった気分を変えることは難しいが、活元運動を行なえばよい。

湿気で鉄の錆びることは御存知と思うが、人体の構成物質にも、その湿気で錆びる鉄があることを考え、停滞しないよう積極的に動かすことを行なうべきでしよう。

活元運動は湿気が多くなると発動し難くなるが、一旦発動すると、すこぶる大きく動く。私も毎年、これが活元運動に相違ないと思うような活発な運動が生じ、その後の爽快さ、これぞ整体の感じと思うことがあるが、考えてみるといつも六月である。

梅雨時の風邪は汗を引っ込めた捻れ風邪。四月と違って捻れ体癖の人に多い。汗の引っ込むのは風、特に隙間風である。寒い頃は注意している人も多いが、梅雨頃にはツイうっかりして冷やす。捻れ体癖の子供をもっている人は早目に蚊帳を吊ったらよい。蚊帳は蚊のためより、風や、暁方《あけがた》の気温で冷やすことを予防するのに効果がある。しかし眠っている時以外は積極的に勉強し運動していれば、警戒の必要はない。

夏の風邪

七月ともなれば汗の始末のことを考えねばならないはずだが、汗が出るような暑さが続く間は汗の始末はあまり考えなくてよい。汗が出れば疲れは抜ける。夏働ける理由だ。

九月の終わり、汗が出るほど暑いが、風が冷たいというようになると汗の始末が急に必要になる。それは出た汗が引っ込んでしまうからだ。引っ込むと皮膚が鈍り、筋が硬くなる。汗の内攻というような、いろいろの現象が生ずる。夏風邪もその一つだし、だるい、重いもその一つである。風に当たってもすぐ汗の出る季節は心配ないのだが、近頃はルームクーラーの普及と乱用によって、秋の入口の心配を七月からしなければならなくなりました。

背に涼風を長く受けないこと。湯上りの汗を扇風機で乾かさないこと。特に汗をかいた赤ちゃんを風通しのよい場所に寝かせないこと。クーラーの前は最もいけない。クーラーの風を直接体に受けぬことが特に必要。汗は拭くこと、これが第一。もっとも体力が充実している間は心配はない。また涼風も、前から受けるものは警戒しないでもよいが、背中に風を受ける時は汗を拭うことが必要。幼児と六十を越した人はこういう消極的な注意が要る。

汗に対する風の注意が行き届かないためか、こういう夏の急性病の大部分は、後頭部を蒸しタオルで四十分温めると汗が急に出、症状が一遍にとれてしまうことが多い。汗を引っ込ませると、下痢、風邪、神経痛に化ける。下痢や胃の痛むのでも食物の関係とのみ限らない。脚気《かっけ》や心悸亢進も汗と関係があります。

だから、冬は窓を開けて眠ることはよいが、夏はいけない。涼しいのはよいが、風を直接肌に当てるのは起きている間だけで、眠ってからはいけない。夏の衛生はそれと、動くこと、汗をかくこと。特に呼吸器や泌尿器の弱い六種体癖の人は注意を要する。八種の入浴後の扇風機は脳溢血に直結すると考えるべきです。引っ込んだ汗には活元運動が第一。その処置がつけば症状は自ずから解消します。

毎年のことだが、夜眠る頃暑く、暁方冷える頃になると、夏風邪、神経痛、リューマチ風の筋肉痛、脚がだるい、眼が痛む、腹痛、腰痛、胸痛、頭痛、吐気等々が伴う状態の人が多くなるが、朝起きて脚湯を三分して擦《こす》るようによく拭くと、いろいろの症状がなくなってしまう。クーラーの強い部屋に長くいた時なども同じで、脚が冷えたための現象と考えられます。こういう状態の時は足の第三、四蹠骨間が狭まっており、押すと過敏痛がある。そこを押してから脚湯をするとさらに効果がある。彼岸を越した頃から急に少なくなるのは、涼しくなって布団から脚を出さなくなるからでしょう。

秋の体

夏の汗は有力な脱塩法です。泌尿器に対しては、かなり大幅な補助の役割を果たしていました。その汗が気温が下がるにつれて少なくなり、秋の中旬になる頃は、汗による脱塩作用や泌尿器の補助的なはたらきは少なくなり、そのために泌尿器にも負担がかかり、血液の塩分を捨てることが少なくなるために、血管が硬張るとか、血圧が亢まるとか、排尿異常とかが起こりやすくなります。そうでなくとも頭が重かったり、肩が凝ったり、爽やかな秋のはずなのに体は爽やかにならないということはよくあります。

では入浴でもして汗を出そうと考える人もありますが、この機に胸椎五番と十番を正すことを行なう方がよいでしょう。この処に捻れのあることが、これらの症状の元ですから、捻れさえなくなれば適応してしまいます。余分な方法を講ずることは適応を遅くします。

胸椎五番の捻れは後頭部位の弛緩を緊める刺戟をし、胸椎十番の捻れは前屈みの捻り体操を行なえばよいのです。ゴルフの空振り、球無しゴルフが最も適当です。ボールを置くと、却って胸椎十番の捻れを増やすような恰好になってしまうのでお奨めしません。

秋も深くなると空気が乾いて発汗が促進されますから、そうなれば自ずとこういうことがなくなります。この話の適用は九月から十一月の初めまでのこと。

冬の風邪

ストーブを入れると、入れない時に比べて空気が乾きます。濡れたズボンを乾かしている人もありますが、乾くのは空気だけではありません。人間の体もまた乾くのです。物品は乾く専門ですから乾いたことがすぐ判りますが、人間の体は、乾物になるまいとして体の水分を動員してその乾きを調節しようとしますので、物品のように乾燥はしません。却って体の分泌作用が亢まり、乾いた空気の通り路である鼻粘膜の分泌が増え、鼻水が出てきます。これを風邪と間違える人もありますが、間違えて風邪を引いたと思い込むと、その思い込んだことで本当の風邪になることもしばしばあります。しかしこれは風邪というより、乾きに対する体の調節現象と見るべきでしょう。

体が乾いたら水を飲むこと。ただ、乾いてからガブガブ飲んでも、水は素通りするだけで吸収されない。まず一口、口に含んで、しばらくして吐き、改めて少しずつ飲む。風邪の時もこの要領で飲めば風邪は抜けます。

ところが中には、その乾くことを防ごうとしてストーブに水を入れた容器を乗せて湯気を立てている人があります。湿度が高くなれば体温の分散を妨げるので温度を少し上げるだけで体では温かく感じるから経済的ですが、人間の体の保全という点では鬱滞を多くし、弛緩させます。多過ぎる湿度が衛生上よくないことは、梅雨を体験した人ならお判りになるでしょう。湿度は六十五パーセントを越さないよう注意せねばなりません。六十パーセントを二、三パーセント前後する辺りが人間には好適です。湿度は多いより少ない方がよく、乾いた空気の中で水を飲むこと、これは健康を増進するのに役立ちます。

脚の冷え

寒くなると、脚や腰に冷えを感ずる人もいるが、脚に冷えを感じないで、脚の冷えを腸の異常、肩の凝り、歯の痛み、頭重《ずじゅう》、陰気（何となく気が重い）、腰の痛み、胃の痛み等に感じている人も多い。下痢、便秘、痔の中にも脚の冷えの現象であることが多い。風邪だと思ってしまうようなこともしばしばある。こういう時に脚湯、または足湯をすると簡単に治まってしまうので、脚の冷えであったかと気がつく。膝下外側を圧迫して痛い時は脚湯、足内側を圧迫して痛みのある時は足湯を行なう。

その方法は次の如し。

脚湯

一、脚湯に先立って、コップ一杯の水を飲むこと。

二、脚湯をするには、入浴温度より二度高い湯（四十二度～四十五度）に膝がかくれる部分までつけ、六分間保つ。湯の温度が下がらないように、差し湯をしながら行なうこと。深い容器で、湯を沸かしながら行なえばなおよい。

三、乾いたタオルでよく拭き、発赤の薄い側を二分間追加する。

四、よく拭いてから寝ること。

足湯

一、足湯に先立って、コップ一杯の水を飲むこと。
二、足湯をするには、入浴温度より二度五分乃至《ないし》三度高い湯に踝がかくれるまでつけ、六分間保つ。
三、乾いたタオルでよく拭き、発赤の薄い側を二分間追加する。湯の温度が下がらないように、差し湯をしながら行なうこと。
四、よく拭いてから寝ること。

脚湯、足湯共に就寝前に行なうこと。
途中発汗すれば、乾いたタオルでよく拭いておくこと。

水分を摂る時期——体質改善の好機

毎年のことですが、秋も半ばを過ぎると、汁とかスープとか温かい飲み物を多く摂ると体のバランスがとれてきます。つまり気候の変わり目にそういう処置をしておくと、体を調整することが非常にスムーズにできます。

寒さに向かう季節には体が硬張っていると、なかなか調節がつかないのです。ところが、充分飲み物を、特に温かいものを多く摂りますと、調整ができます。つまり人間の体は、五分の四は水なのですから、気候の変わり目には水を加減することが一番必要なのです。

どういう時期に硬張るのかと申しますと、唇の周りが乾いてくる時です。それは体の中の水分の欠乏を示すものです。たくさん食べ過ぎて水が足りなくなっても、同じように乾いてきますが、空気が乾いてきて、洗濯物が乾き易くなるように、体が乾いてくる場合も唇の周りが乾いてくる。唇の周りが乾き出すと一緒に、足の裏が温かになり、「ほてる」という現象が起こる。普通はこれで体の乾く時期を観分けるのですが、その前に皮膚が乾いてくる。近頃はいろいろな化粧品を塗っているので、皮膚が乾くなどということは少ないのですが、それでも手などを見るとすぐに判る。一番最初は首に出て乾いてきます。ところがその時は判らないで、唇へ出ると初めて判るのです。

十一月の半ば頃から、唇の周りの荒れている人が大分多くなってくる。唇よりもその周りなのです。これを見ると、「オヤオヤ、もう冬だな」と思うようになる。もう少し寒くなって、コタツに入ったり、ストーブを焚いたりすると、なおひどくなってくる。ごくひどい場合には、唇の両側に爛《ただれ》ができてくる。「烏《カラス》にお灸をすえられた」などというのがそれです。これは食べ過ぎではなく、泌尿器の異常を示すもので、口の周りは全て泌尿器の変動です。だから、それは食べ過ぎにもあるけれども、ただ食べ過ぎただけではなく、水分が欠乏したのです。

猩紅熱《しょうこうねつ》などの場合には、体の他は全部発疹しても、唇の周りだけ蒼くなる。だから唇の周りが蒼くなっている人は猩紅熱に違いないのですが、同時に泌尿器に何らかの変動を起こして鈍っているのです。そこで泌尿器と唇の周囲は、関係の近いことが判るのですが、その状態はまず唇が乾いてくっきりしてくる。そして尿がだんだん少なくなって、頻繁に小便が出るから水が多いのかと思うと、そうではなくて、水が少なくなるほど頻繁に尿意をもよおすのですが、その量は少ない。つまり溜まらないうちに、排尿要求を起こすから頻繁になる。そして小便の色が赤くなってくる。ふだんは、透明な麦わら色なのに、それが濃くなってくるのは、体の中の水分が足りなくなってきたのです。

普通食べ過ぎると胃袋が脹《ふく》れます、それを或る程度以上持続しますと、泌尿器に故障を起こして小便が赤くなってくる。小便の色が濃くなるのは、食べ過ぎて腎臓に負担が及んできたという証明とみてもいいのです。

そして、痰の粘度が強くなって、痰が切れ難くなる。これは泌尿器の風邪の現象で、むせたり、吐いたり、百日咳や、喘息のような状態になる風邪もあります。

これも水が足りないからで、水が足りないうちはそれが続きます。

或る人は、その風邪で痰が切れなくて、毎日寝るのに大変苦しみました。仰向けになると咳が出る。仰向けに寝ると咳が出るのは、気管の変動です。胸椎一番に変化があると、枕をすると咳が出てくる。そして痰がつかえて呼吸ができなくなるためにうまく寝られない。そこでだんだん枕を高くするが、それでも寝られない。そこで蒲団を積んで、俯《うつぶ》せになって寝ていたそうです。それでも自分では、水が足りないとは気がつかない。「もっと温かい水分の多い飲み物を」と言う私の注文を聞いて、一口ずつ飲んでみたら、それからは急に楽になって、眠れるようになったということでした。

そのように痰に粘り気が強くなる頃は、水の欠乏もかなりの状態で、その頃になると、水分を飲んで変化がすぐに表われるが、小便だけの変化や、唇が荒れたぐらいでは、あまり直接の変化はない。

そのうちに順々に、鼻水も出たり、唾も多くなり、さらに胃袋の酸まで多くなるのです。そしてひどい場合は体が浮腫《むく》みだします。体が浮腫むようになると、水の足りないことが頂点に達している。頂点に達すると今度はどんどん毀すばかりです。結局、水が入らないから体が水を惜しむようになり、いよいよ足りなくなって、痰まで硬張ってくる。それでも当人は飲まないから、体は水を節約するより他ない。そこで浮腫んでくるのです。その浮腫みは、足を上げただけでは、なかなか治らない。方々が腫れてきます。顔までボーッと腫れてきます。また風邪を引いて顔の腫れる人がいます。これもみんな水が足りないためなのです。そこで、水を与えますと、それらが一斉に好転してくる。だからなるべく遅い時期に飲ませる方が、効果がはっきりするのです。唇の荒れたぐらいの時には浮腫むのを待って飲ませるとか……。水の効果を強調するためには、咳で散々苦しんで、それから後、教えるということが、自発的に飲むようになるための極めて効果のある教え方です。

余分に眠る人ほど余分に乾きます。余分に汗が出る人は、もっと乾いています。そして乾いているうちは過敏に感じて、神経痛や、歯の痛みなども増えます。だから、少し「痛い痛い」と騒がせて、それから奨めると、自分から飲むようになる。水が足りないのを、自分で気づいて飲むということが、生きていく上には、今の痛みを止めることよりもっと大事なことなのです。それが却ってその人に親切であるというのが、私流の親切です。痛いのを見ていられないで「水を飲むと楽になるわよ」という奨め方は意味のない教え方だと思う。

意地悪も相手のことを思っての意地悪でなければならない。痛みを止めることなどいつでもできるのですから、十日や二十日、痛ませておいても大したことはない。

しかし他人の痛みを止める技術を持っていてそれを観ているということは、よほど薄情でないとできないが、親切にしたい気持に打ち勝って不親切にするという親切は、やはり人を指導する上には必要なのです。だから水が足りないことに気がついたら、皆さんはすぐに飲めばいいです。しかし、そういう兆候で苦しんでいる人には、もうちょっと待てと、少し遅れて教えるぐらいでいい。

乾いてくると涙も多くなる、鼻水も多くなる、顔に艶がなくなってくる。だから、よそから見るとすぐ判るのです。オヤオヤ乾いてきたなと思って観ていると、今度はあっちが痛い、こっちが痛いと言い出す。そのうちに小便が頻繁になってきて、小便が赤くなってくるということが起こる。まあ、小便が頻繁になったその辺りを標準にして、水を飲むことを奨める方が、早く自分で飲むようになります。

これからの時期は、飲んでも飲み過ぎるということはありません。今の時期は、水分さえ供給すれば効果が出てきます。だから水である必要はない。今の時期は却って、水よりは温かい飲み物の方が、水分の足りないことに対する効果がすぐ上がってくる。

もっと寒くなって、ストーブを焚くようになると、空気が乾いて、水を飲んだ方がよくなる。そこで、冬の半ばになって、ストーブが出揃うようになってから水を飲めばいいので、標準は大体来年の一月になってからでよいのです。

整体に於ける温めるということ

今日は、温めることについてお話しします。

整体指導ということは、操法をするだけでなく、相手自身にやらせることによって、良くなってゆくということが、本当の意味の整体指導なのです。

相手が自分でやって良くなろうとし、手当を訊いてそれをやるようになったなら、それは、指導する人の技術ができたのです。私はいろいろ自分でやる手当を教えるので、電話がいつも鳴り放しで迷惑なのですが、それは効果を上げているからで、効果がなければ、誰も電話などかけてはこない。だから、こういう手当のやり方をよく憶えて、相手にやらせる方法を考えておく必要があると思います。

冷えの徴候

　秋になりますと、非常に細かい変動が多くなります。それは冷えるためです。同じ十六度でも、春先はストーブを入れていますが、夏を越すとストーブを入れないでもそう寒くない。それは体が暑さを憶えているからです。だから同じ十六度でも春の感じと秋とは違うのです。現実は十六度になると冷えてくるのに、秋は前に暑さの記憶があるから冷えてもそれを意識しない、意識しないで冷えて異常を起こしてゆく。

　もっと寒くなってしまえばそんなには冷えないのに、秋になる頃が一番冷えるということです。

　その冷えの中で、一番変動を起こすのは首の冷えによるものです。今日も八十三歳になるお婆さんが腰が痛くなり、体中痛くなり、呼吸が苦しいと電話がありました。また十八歳になる女の子が突然、神経痛状態になったと言ってきました。

急に喘息の発作を起こしたという男の子もおります。首の左、胸鎖乳頭筋の部分を四分~八分温めることを奨めましたら、どれもその手当で治まりました。このところ首の冷えた現象ばかりなのです。貧血、めまい、精神不安定で倒れたりする老人が多い。もう慣れた老人は「フラフラして危いと思ったので温めました」なんて、自分でやっている人もおります。それが、春の寒い時では、一回もそうならないのです。

前のお婆さんはストーブがついているつもりで寝ていたら、火が消えて風だけ出ていたというのですから、わざわざ冷やしたということになります。ストーブで暖かにしていると、蒲団をはいでしまって、暁方（五時から六時）冷えるという場合もあります。冷えの徴候はまだいろいろあって、胃酸過多を起こしたり、体が浮腫《むく》んだり、特に足が浮腫んだり、ひどいのは、小便が出なくなったりする。胸の痛みから、背中の痛み、首が動かないというようにいろいろありますので、皆それに振り回されて、いろいろな操法をしてしまいますが、それは間違いなのです。ただ、首の冷えによるものとして温めれば、それも四分~八分くらい温めれば、そういう徴候は、スーッとなくなってゆきます。だから、これは冷えたものか否かという見分けが一番の問題になります。もしも違っていたら、温めても、何の効果もないこともあるわけです。それが私の所に電話をかけて訊いてからやるとよく効く、訊かないで自分でそう思ってやると効果がないというのは、そういう経験を私がもっているからなのです。何《いず》れ、皆さんもつようになられるでしょうが、何かあった時はこの時期の過敏な変化は、一応、首が冷えたのではないかと考えて、手当を行なってみる。その手当が効かない時は、他の見方をする。それくらいでいいと思います。行なって、だんだん精通してくると、それが、ピタリ、ピタリと当たります。これは方法を習っただけでは判らないのです。冷えるとこうなるということを、摑まえ出しておかなくてはならない。熱が出て、引っ込んで、また出て、また引っ込んで……というのを繰り返している風邪に似た状態は、首を温めると治まってしまいます。

間をおいて温めること

ただ首を温めただけでは、その時だけですが、頸上という部分（頸椎一と後頭骨の境）を八分温めると、それが保つようになります。頸上は夏以来、温めることを指示された人がどれくらいいるか判らないくらいです。内容は後頭部を四十分温めるのと同じことですが、後頭部は冬以後に使います。

これから十一月半ばを過ぎたら、首と頸上を組み合せて温めるということを行ないます。もう皆さんの体は冬になっております。操法する側の感度からいうと、冬の状態というのは感度が鈍くなっている。首を温めても、十月のように、サッと良くならない、しばらく経って変化が起こる、それが冬の特徴なのです。だから、首を温めても、少し経って良くなる。その間、放っておくと、温めた分だけ冷えてしまうのです。そこで頸上を温めることを併用してゆくのです。

だから、続けて温めるよりは、一息入れて温めるのがよい。最初に温められた処は、次に温めると、温められたことを体が思い出すというか、すぐ感じ出すのです。冬の体になると、夏の時のように風呂に入っても足の先まで赤くならないが、その前か後に脚湯すれば、すぐに赤くなります。そうすれば風呂に入って風邪を引くなどということはない。しかし、その場合も、一応時間を空ける必要があるのです。だから、入浴しても赤くならない人は、予め脚湯をして、それから風呂に入るか、先に風呂に入って、立って足を入れたまま体を拭いて、出てから足を拭くようにすればよいのです。それでも赤くならない時は、また脚湯をするというように、二重、三重のそれが要るのです。

冷えのひどい人、特に今頃の風で冷えた人、雨で靴下まで濡れた人、或は石の上に水をまいて、素足でいたなどというような人は、足の甲が冷えると、体の中の方まで冷えてしまうのです。そうすると風呂に入っても温まらないのです。足など見ると、二十分くらい入って、やっと赤くなってくる。ところが前に脚湯して、それから間をおいて風呂に入ると、五分くらいで足の方まで赤くなっているのです。非常に差のあるものです。

夏でも、冬でも、足が平均して赤くなるように入浴することを心がければ、どなたでもその効果を収めることができます。時間や温度だけ考えていると違ってしまう。同じ時間でも、二回にすると、低い温度でも両方赤くなってくる。二度に組み合せることをお考えの上、頸動脈と頸上を温めることをお使いになれば、意外に効果があるものです。

後頭部を温める

私は昔、後頭部を温めるということを熱の出た人に奨めました。三十九度を越すのを待って温める。熱は平熱に対して高いとか低いとか言うのです。平熱が五度二分という人が熱が出たというので訊くと、「今朝七度八分出ました」と言うのですが、熱が出ているという実感がないので温めるということをすっかり忘れておりましたが、その人にとっては九度近い熱の感じなのです。ともかく相手の平熱をまず知っておかなくてはならない。そして熱が出たら後頭部を四十分温める。熱が出切っていなければ一旦上がって下がるし、出切っていれば、サッと下がってしまう。生きているということは冷やせば冷える物体とは違うことを何回も説明したのに、当時はやる人がいなかった。ところが、一回温めてサッと熱が下がることを体験した人が何人か出てくると、みんなやるようになりました。冷やすより効果があることが判ったからです。今では何の説明も要らない。「温めればいいのですよ。時間は四十分」これだけですむ。

タオルを熱湯で絞って、小さくたたんで後頭部に当てる。よく後頭部全体に当てている人がいますが、広過ぎては効かないのです。また或る人達はタオルを、ビニールに入れておくと熱が長く保つというのです。それでは効果がない。一本のタオルを取り替え取り替えやることで効果がある。誰かが絞って渡してやったのでもはっきりした効果はない。一人で絞っては当て、絞っては当てするぐらいがよい。そうすることでその効果が現われてくる。湯たんぽにお湯を入れて枕にしたのでは逆に弛んでしまう。後頭部のこの一部分だけを温めるから緊まるので、温める度に後頭部の皮膚が縮んでくるのが判るような、そういう温め方が要るのです。

後頭部を温めることが熱を下げることだと判ってから、今度は頸上を温めるということを使うようになりました。後頭部を冷やした人は、熱の上がり下がりの幅がだんだん狭くなって、たるんでしまうのです。ここには体温の調節中枢があるから、そういう急処を冷やすと鈍くなる。そこで私は温める方法をとったのです。もちろん温めた後、乾いたタオルでよく拭くことが大切です。温めて愉気すればもっとよい。愉気を知らない人が昔は多かったために、誰でもできるタオルで温めるという方法を教えたのです。

アキレス腱を温める

脚湯、足湯の他に、アキレス腱だけを温める方法もやりました。

アキレス腱だけを温める場合は、疲れの中でも、特に大脳の疲れ、額が熱くて頬が冷たい、そういう人はここを温める。アキレス腱が切れた時なども、アキレス腱を温めて愉気していると繫がってくる。ともかく冷えているうちは繫がらないのです。よくアキレス腱が氷のように冷えている人がおりますが、それを温めながら愉気をすると繫がってくるのです。

その方法は、なるべく深いバケツにお湯を入れて、それに脚を入れてブラブラさせるのがいいのです。温めると伸びてくる。伸びてきたところで愉気すればよい。冷えて縮んでいると、伸ばしてもすぐまた縮んでしまう。そこで温めるのです。その場合、胸椎七番を刺戟すると、アキレス腱が伸びて、その位置を保つのです。その間、愉気をする。二、三回それをやると繫がってきます。繫がったところでうっかり歩いたり駆け出したりすると、また切れます。

鼻を温める

四十度を越すような非常に高い熱が出ている時はまず鼻を温めます。六分～八分。すると高過ぎる熱はスパッと変わります。徐々に出てきた熱は後頭部を四十分温めると下がっていきます。十人の中七、八人はこういう傾向があります。その当時、アルゼンチンの或る医学者が「鼻の中の粘膜を焼くと高熱はみんな下がる」と言った記事を読んだことがありましたが、やはり方々で同じことを見つけているものだなと思いました。しかし私は粘膜を焼くということはしたことがありません。温めるだけですむからです。

この方法は意外に効果があって、講習では黙っていたのですが、結果的にはずいぶんたくさんの人に教えておりました。特に後頭部を打撲したような時は、鼻を温めると鼻血になって出ることが多い。鼻血が出ると、頭を打ったことはたいていご破算になります。そのために私は鼻を温めるということをずっと続けておりますが、後頭部を温めることのような普及性はまだありません。

肘《ひじ》を温める

頭の発想が停滞した時には肘を温めると良くなります。文章を書く時は鉛筆やペンを堅く持ったまま考えているのですが、これを止めて肘を温める。すると発想が自由に速やかに出てくる。道場に来ている作家の人はこれをやるので大分能率がよいそうです。

尾骨を温める

もう一つは尾骨を温めることです。これまでのはタオル、或は湯で直接温めますが、尾骨は塩を焼いて和紙に小さく包んで温めるのです。これをすると、脳のいろいろな状況が変わってきます。この方法を教えた人から、テンカンが治ったという長い礼状をもらったことがあります。テンカンに限らず、頭の過敏症状は尾骨を温めると、考えている以上に効果があります。

お腹を温める

それから下痢などの時はお腹を温めます。炊きたてのご飯で温めるのですが、この場合はタオルや何かで温めると冷えるのですが、炊きたてのご飯なら大丈夫です。日本にコレラが流行した時、浅田という漢方医が、ご飯でお腹を温めさせ、それが西洋流の医術で治った人より数が多かったそうです。

お腹のはたらきを活潑にするには、臍の周りを焼き塩で温めます。胃袋や腸のはたらきを鎮めるのには、ご飯で温めます。相当烈しいものでも治ります。

塩は正式にいうとホウロクで焼きます。焼いたものを奉書のような和紙で包んで、それを着物の上から当てるのです。その場合、塩の下になった部分はボロボロになってしまいますので、要らない布の上から当てることがよいでしょう。時々火傷をすることがありますが、熱くなったらすぐ放し、また当てる。知らない人は予想外の温め方をしますので、よく説明しなくてはならない。

ご飯で温めるのも同様で、臍の周囲に炊きたてのご飯を当てるのです。

温めるということはいろいろな効果がありますが、時間と場処の限定がありますので、特に注意して「この場合はここを何分間」と条件をつけて指示する必要があります。喉が悪いのも、耳が悪いのも、喉の周囲はすべて足湯です。耳下腺炎でも同じです。リンパ管でも足湯でいいのです。それが消化器の変動を伴っている場合は脚湯です。半身浴も使いますが、緩慢な時です。足湯は六分、脚湯も六分、追加は共に二分。色が左右違った場合にうすい色の方だけ追加するのです。

股関節が外れ、歩くとボキボキ音のする人がおりました。自動車にぶつかってそうなったらしいのですが、ずっとヒステリー状態で、飯を十何人前か食べるそうです。私は「これは冷えた現象だ。首を温めるとよい」と申しました。首が冷えると骨盤が重なったり、ヒステリー状態になったり、頭が非常に過敏になったりしますが、これらはほとんど股関節の異常を伴うのです。首の左を温めることで治まります。

【質問】

問　首は何分温めるのですか。

答　六分。

問　入浴のついでに足湯する場合、湯の温度はそのままでいいのですか。

答　湯は当然冷めてきますから、さし湯をして、入った時と同じ温度、或はもっと熱くしても構いません。その場合、湯から出ている体を必ず拭いてからやる。温かい湯がついていると体温をもっていかれて風邪を引きます。体を拭いてからなら差し支えありません。

問　目の場合は両目を同時に温めるのですか。

答　片目ずつの方が有効です。両目を同時にやらない方がいいです。「温めたのと、温めないのとどれくらい差があるか確かめてみましょうや」と言って片目を温める。両方一緒だと、良くなったというだけで、その速度や何かが判らない。

問　目は何分くらいですか。

答　八分温めればよいです。

問　お風呂の入り方ですが、祖母から、顔に汗をかくまで入っていた方がいいと聞きましたが……。

答　風呂は顔から入るのです。まず顔を温めて、それから入るのです。顔が冷たいまま入ると脳貧血を起こしたりします。顔から汗が出るまで入っていると、体の方がたるんでしまいます。体がサッと緊まった時に上がるのがよいのです。

愉気ということ

愉気ということは、もう皆さんご存知のこととしていつも話を進めてしまうのですが、今でもよく質問を受ける。よい機会ですのでご説明いたしましょう。

愉気ということは一口に言って、人間の気力を対象に集注する方法です。人間の精神集注は、その密度が濃くなると、いろいろと意識では妙だと思われることが実現します。穏やかな太陽の光でも、集注すると物を焼く。光はレンズで捉えるのですが、気は精神集注によって力となる。だから愉気をするには高度な精神集注の行なえること、恨みや嫉妬で思いつめるような心でない、雲のない空のような天心が必要なのです。

天心というのは、大空がカラッと晴れて澄みきったような心を言います。利害得失も毀誉褒貶もない、自分のためも他人のためもない、本来の心の状態そのままの心です。だから誰かを愉気するといっても、病気を治そうとか、早く良くなろうとかいう考えを持ってはならないばかりか、きっと良くなるという信念でも邪魔なのです。

そういうふうにして気を凝らすと、異常のある処に近づけただけで異常と感じますから、愉気法の感覚というのは、触覚ではなく、知識以前のものらしいのです。だから天心に手を出せば誰でも感じられるのですが、天心を失って、欲得やお化粧の心で手を出したのでは決して判りません。

また愉気ということを、痛みを止めたり、痒《かゆ》みを止めたり、熱を下げるために使おうと思うことも間違っているのです。その身体の正常さを維持するために行なわれるべきで、風邪を引いても、傷口から血が出ても、膿んでも、熱が出ても、それは病気ではない。熱が出たから病気だ、咳が出たから大変だと思い込むようなのは自分の心の使い方を知らないのですから、私はそういう心のことを病気と言うのです。

ですから愉気でも、病気にかかった心のまま、いくら手を当てていても無駄なはずですが、そこが面白いことには、心配しながら愉気を行なっていても、変化が遅いというだけでやはり治ってゆく。びっくりし慌てた心で行なっても治る。そのびっくりすることで治ってしまうこともあるのだから、やってみると面白い。

しかし要は、病気している心を正すことです。病気したと思っている機会にその心を正すことが本当の健康を理解させる近道になる。心の姿勢が正しくなってから愉気をすることが大切で、この点、病気の心のままで、体の病気だけを治すつもりで愉気するようなことは本当ではない。体の正常な働きを発揮させ、この機縁に体の本当の使い方を会得させるということのためにだけ使って頂きたいと思うのです。

体の自然というか、命の自然というか、ともかくそういうことを摑まえてしまうと、ただ心を静めて手を当ててるだけで体の活力は動員されます。病気が治るのも自然良能であり、病気になるのも自然良能です。新陳代謝して生きている人間に建設と破壊が行なわれるのは当然ですから、建設作用だけを自然良能視しようというのは、破壊を怖れ、毀れた体のまま無事を保とうと考える臆病な人です。生命を保つためには自然のはたらきを活かすことの方が、人智をつくすより以上のことであるということ、考えてみるべきでしょう。

そういう心構えができたら、後は手を体に当てて気を集注し、手を通して気をおくるようにすればよいのです。ただ、相手の裡に異常な感じがあったら、衣服の上からでも、布団の上からでも、肌に直接でもいいですから、相手の吐息の速度でソーッと触ります。息の速度に合わせないと、触ったことが相手には触覚的負担になります。もし吸息の時に触ると、触られたことに対する抵抗が無意識に生じて体が硬くなってしまいます。硬くしたのでは何にもならない。体中を弛めて休めることが愉気の第一の目標です。体の一部分が硬くなって力が抜けない、その硬くなっている部分だけ休まらない。これを偏り疲労と言いますが、その偏り疲労を除くように体のはたらきを向けるべき時に、相手を硬くしてしまうのでは却って迷惑です。そして息は相手より長く静かに保つことが大切です。

あとがき

風邪を全うすると、自ずから改まる体の状態がある。栄養過剰とか、そのための気分の鬱滞とか、億劫になるとか、体が妙に重くて疲れたような感じとか、また体が硬張ってスムーズに動けないとか、例えばゴルフが急に下手になったとかいうようなことが、ここで示したように風邪を経過すれば、自ずから消失してしまいます。

さらにこういう風邪の性質を利用すれば、体癖修正も楽に行なえる。特に弛緩時に体量配分が過度に前方に移動する二種体癖、弛緩時に捻れ移動が過度に現われる八種体癖、配分移動が緊張時、弛緩時を通じて動きの少ない、いわゆる十二種体癖がそれです。さらに、骨盤開閉過度に特性のある九、十種体癖素質の修正にも利用することを現在進めつつあります。

これを逆にすれば、体癖素質を知ることによって、風邪の経過の型や時間も予想できるということですが、もともと家庭人の集まりであるこの会の性質によって、専門的な難しい問題を省いて、実際に役立つことだけを考えて、こういう進め方になったことを了承されたい。

晴哉

註

＊1　体量配分を測定　両足底を六分割（左右の内、踵《かかと》、外）した体量配分計にのり、いくつかの基本動作を行ない、各部に配分される体重量の移動状況を測定し、無意的な偏りを観察するもの。※

＊2　操法　整体操法のこと。整体操法とは、体を整えるための操法という意味で、操法とは指導を受ける者に対して他動的に体操させ、体の弾力を恢復するための技術者（整体コンサルタント）の行為をいう。※

＊3　第三、四指の蹠骨間　第三中足骨と第四中足骨の間。ここを押し開くように刺戟する。

＊4　活元操法　意識的に行なう操法ではなく、活元運動によって無意的に行なう自動操法。

＊5　体癖　無意運動における個人的な偏り習性をいう。体癖には上下型一種・二種、左右型三種・四種、前後型五種・六種、捻れ型七種・八種、開閉型九種・十種、反応過敏型十一種・反応遅鈍型十二種の十二種類がある。※

＊6　体周期律　人間の気分や体の調子の変化を丁寧に観察すると、誰にも一定の周期があり、

その運動状況に緊張傾向が濃く現われる時と、弛緩傾向が濃く現われる時とがある。これを「体の波」という。緊張傾向の強い時を高潮、弛緩傾向の強い時を低潮という。

体の波には、体に現われ週で動く「水の波」と、気分に現われ十日で動く「気の波」がある。

＊7　腕頭骨　手のひらの手首付近の骨全体。

＊8　第一蹠骨下　足の第一中足骨の頭部分（拇指丘）の下側。

＊9　体癖に適った整体体操の型　一種から十二種までの体癖別十二種類の整体体操。※

＊10　ボアス圧点　背部において第十～十二胸椎の棘突起の両側における圧痛点。

＊11　頭部第二調律点　頭部には五つの調律点があり、第二は目の中心から上に向かう線と、両耳を結ぶ線とが交わる処（次頁図参照）。

＊12　頭部第三調律点　頭の項上の冠状縫合部（図参照）。

＊13　頭部第五調律点　後頭部のラムダ縫合部（図参照）。

＊14　二側　一側・二側・三側とは、それぞれ椎骨棘突起より指一本外側、二本外側、三本外側をいう。

＊15　硬結　調律点部（人体調律の急処）に固い米粒のようなかたまりがあることをいう。

※は、野口晴哉『整体入門』（ちくま文庫）も参照のこと。

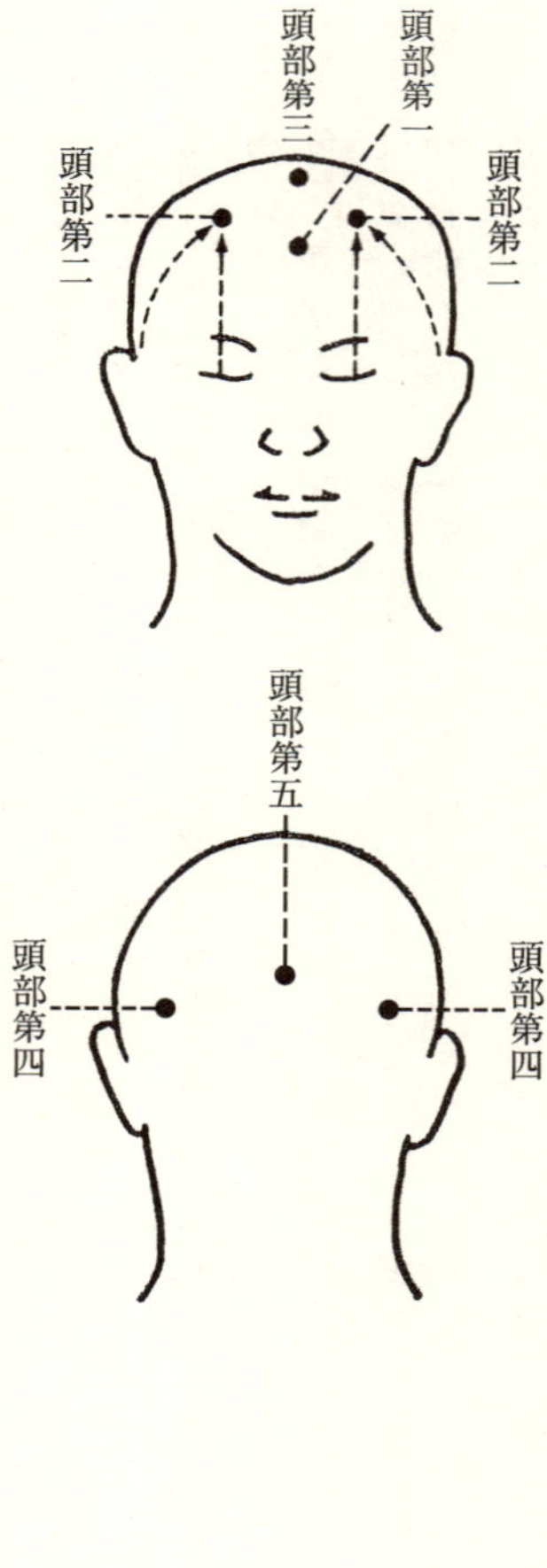
頭部第三
頭部第一
頭部第二
頭部第二
頭部第五
頭部第四
頭部第四

解説　「風邪」を考える懇切な案内書

伊藤桂一

さきに刊行されたちくま文庫版、野口晴哉『整体入門』を読まれた方には、野口先生の健康論の基本が、かなり理解されていると思う。『整体入門』にも、風邪の治し方については、一応の指示はなされている。世間一般の風邪についての考え方と、野口先生の「風邪への対処法」のあまりの違いに、読者諸氏は驚かれたことと思う。このたびの『風邪の効用』と題されたこの本は、現代人にとってもっとも関心の高い〝風邪〟の正体とそれへの対処法について、これ以上にはない懇切な指導と、考え方の解明が為されている。

この本は、いわば、風邪についての教典であり、風邪を中心とする、さまざまな健康上の事象が、平易に、ゆきとどいて説かれている。具体的なエピソードをまじえて語られているのは、読者の潜在意識に向けて〈忘れないように〉という配慮のためである。知識を潜在意識に入れておくと、必要な時に必ず思い出せるからである。これも野口先生の健康論の基本だが、この本は読み終えると、身辺から手放せなくなってしまうのではないだろうか。

以前、この本が、整体協会から刊行された時、私は書評を「朝日新聞」に書いたことがあるが、左は、その折の一節である。

——私はこの本を手にした時から、自身の健康観を根本的に考え直すようになった。同時に人生観まで変って来て、人生を明るく肯定的にみるようになった。つまり、この本は、単に風邪の本質を説くだけでなく、現代人の病める通念を救済する、重要な効果を説いているのである。この本を読む人は、たぶん衝撃を覚えるだろう。風邪についての固定観念が根本から崩されるからである。そしてもちろん、この本に説かれていることのほうが、どう考えても正しい、と、否応なくわかってくるからである。一冊の書物から、なんと多くの実利的な収穫を得られたことだろう。

私は『整体入門』にある生き方を遵守して、すでに四十年ほどになるが、風邪を引かないというわけでもないので、私なりの対処をしている。私は、頸筋から風邪を引く体質なので、平素頸に布を巻いているが、身に疲れがたまると、風邪を呼び込んでしまう。のどが痛み、この時は左の足の裏の筋が硬直して痛む。これは、風邪が「来ましたよ」という挨拶なので、接待しなければならない。といっても、就寝する前に足湯をして、あとはただ眠るだけである。発熱しても手当はせず、薬物はむろん摂らず、眠りに眠る。風邪の場合身体はただ眠りを欲しているからである。水だけは飲むが、食事は身体の要求に従って少量を摂る。眠りつづけて、眠り足りると、すでに風邪は去っているが、もどって来ないように、一日、静かにしている。すると、翌日から、旺然とした気力体力がよみがえってくる。この対処法は、むろん『風邪の効用』に説かれていることを私なりに実践しているのである。身に疲れを残さない生き方など、なかなかできないので、疲れて全身にしこりが来たら、上手に風邪を引き、風邪に協力して、心身の回復につとめるしかない。

　私の風邪経験はともかく、『風邪の効用』という本は、読者それぞれの方にとって、重要な指針となってもらえるはずである。「風邪のいろいろ」「自分の風邪を活かせ」「風邪が重いのは鈍い体」「今流行している風邪」「心理的風邪とエネルギーの鬱散要求」などの項は、時代を越えて、風邪に悩む人たちへの、まことに親切な慰撫と、励ましを与えてもらえる言葉だと思う。

野口先生は、研修会や講話をなさる時、聴衆に静かに呼びかけるように話された。飄々とした、談論風発の話しぶりだったが、その一語一語に、実にあたたかな、健康志願者へのいたわりがこめられていた。私は、先生の「愉気法講座」を聴きに通っていた時期があるが、この『風邪の効用』にしても、少しも力まれず、無尽蔵の知識から、無作為に淡々と語られた講話の記録である。整体操法者のための、多少の専門用語はあるにしても、読んでそのまま滋養になる内容だと思う。

さきの『整体入門』の解説の中で、私は、整体法の究極の目的は、与えられた生命を完全に生き切る〝全生〟によって、苦しまずに死ぬこと、と書いたが、この『風邪の効用』もまた、そのための有益な示教をしている。「風邪は万病のもと」という古びた言葉が、生き生きとして感じられるのである。

この本の中に出てくる、「愉気」「体癖」といった用語については、さきの『整体入門』に、これも平明にしてゆきとどいて書かれているので、参照していただきたい。野口先生の健康論は、大部の『野口晴哉著作全集』にまとめられてはいるが、こうした一冊ごとの書物は、読み易く、そのまま身の役に立ってゆく。風邪をこわがらないように、と教える、これはふしぎな説得力を持つ本である。

＊本書は、一九六二年十二月、全生社より刊行されたものを、もとの講義にもとづき再構成したものである。

思考の整理学　外山滋比古
アイディアを軽やかに離陸させ、思考をのびのびと飛行させる方法を、広い視野とシャープな論理で知られる著者が、明快に提示する。

質問力　齋藤孝
コミュニケーション上達の秘訣は質問力にあり！これさえ磨けば、初対面の人からも深い話が引き出せる。話題の本の、待望の文庫化。（斎藤兆史）

整体入門　野口晴哉
日本の東洋医学を代表する著者による初心者向け野口整体のポイント。体の偏りを正す基本の「活元運動」から目的別の運動まで。（伊藤桂一）

命売ります　三島由紀夫
自殺に失敗し、「命売ります。お好きな目的にお使い下さい」という突飛な広告を出した男のもとに、現われたのは？（種村季弘）

こちらあみ子　今村夏子
あみ子の純粋な行動が周囲の人々を否応なく変えていく。第26回太宰治賞、第24回三島由紀夫賞受賞作。書き下ろし「チズさん」収録。（町田康／穂村弘）

ベルリンは晴れているか　深緑野分
終戦直後のベルリンで恩人の不審死を知ったアウグステは彼の甥に訃報を届けに陽気な泥棒と旅立つ。歴史ミステリの傑作が遂に文庫化！（酒寄進一）

向田邦子ベスト・エッセイ　向田邦子／向田和子編
いまも人々に読み継がれている向田邦子。その随筆の中から、家族、食、生き物、こだわりの品、旅、仕事、私……、といったテーマで選ぶ。（角田光代）

倚りかからず　茨木のり子
もはや／いかなる権威にも倚りかかりたくはない……話題の単行本に3篇の詩を加え、高瀬省三氏の絵を添えて贈る決定版詩集。（山根基世）

るきさん　高野文子
のんびりしていてマイペース、だけどどっかヘンテコな、るきさんの日常生活って？　独特な色使いが光るオールカラー。ポケットに一冊どうぞ。

劇画　ヒットラー　水木しげる
ドイツ民衆を熱狂させた独裁者アドルフ・ヒットラーとはどんな人間だったのか。ヒットラー誕生からその死まで、骨太な筆致で描く伝記漫画。

ねにもつタイプ　岸本佐知子

何となく気になることにこだわる、ねにもつ。思索、奇想、妄想はばたく脳内ワールドをリズミカルな名短文でつづる。第23回講談社エッセイ賞受賞。

TOKYO STYLE　都築響一

小さい部屋が、わが宇宙。ごちゃごちゃと、しかし快適に暮らす、僕らの本当のトウキョウ・スタイルはこんなものだ！　話題の写真集文庫化！

自分の仕事をつくる　西村佳哲

仕事をすることは会社に勤めること、ではない。仕事を「自分の仕事」にできた人たちに学ぶ、働き方のデザインの仕方とは。（稲本喜則）

世界がわかる宗教社会学入門　橋爪大三郎

宗教なんてうさんくさい⁉　でも宗教は文化や価値観の骨格であり、それゆえ紛争のタネにもなる。世界宗教のエッセンスがわかる充実の入門書。

ハーメルンの笛吹き男　阿部謹也

「笛吹き男」伝説の裏に隠された謎はなにか？　十三世紀ヨーロッパの小さな村で起きた事件を手がかりに中世における「差別」を解明。（石牟礼道子）

増補　日本語が亡びるとき　水村美苗

明治以来豊かな近代文学を生み出してきた日本語が、いま、大きな岐路に立っている。我々にとって言語とは何なのか。第8回小林秀雄賞受賞作に大幅増補。

子は親を救うために「心の病」になる　高橋和巳

子は親が好きだからこそ「心の病」になり、親を救おうとしている。精神科医である著者が説く、親子という「生きづらさ」の原点とその解決法。

クマにあったらどうするか　姉崎等　片山龍峯

「クマは師匠」と語り遺した狩人が、アイヌ民族の知恵と自身の経験から導き出した超実践クマ対処法。クマと人間の共存する形が見えてくる。（遠藤ケイ）

脳はなぜ「心」を作ったのか　前野隆司

「意識」とは何か。どこまでが「私」なのか。死んだら「心」はどうなるのか。――「意識」と「心」の謎に挑んだ話題の本の文庫化。（夢枕獏）

モチーフで読む美術史　宮下規久朗

絵画に描かれた代表的な「モチーフ」を手掛かりに美術を読み解く、画期的な名画鑑賞の入門書。カラー図版約１５０点を収録した文庫オリジナル。

体癖　野口晴哉
整体の基礎的な体の見方、「体癖」とは？　人間の体をその構造や感受性の方向によって、12種類に分ける。それぞれの個性を活かす方法とは？（加藤尚宏）

風邪の効用　野口晴哉
風邪は自然の健康法である。風邪をうまく経過すれば体の偏りを修復できる。風邪を通して人間の心と体を見つめた、著者代表作。（伊藤桂一）

回想の野口晴哉　野口昭子
〝野口整体〟の創始者・野口晴哉の妻が、晴哉の幼少期から晩年までを描いた伝記エッセイ。「気」の力に目覚め、整体の技を大成、伝授するまで。

整体から見る気と身体　片山洋次郎
「整体」は体の歪みの矯正ではなく、歪みを活かしてのびのびした体にする。老いや病はプラスにもなる。滔々と流れる生命観。よしもとばなな氏絶賛！

日々の整体　決定版　片山洋次郎
朝・昼・晩、自分でできる整体の決定版。呼吸と簡単なメソッドで、ストレスや疲労から心身を解放する。イラスト満載。（小川美潮）

自分にやさしくする整体　片山洋次郎
こんなに簡単に自分で整体できるとは！「脱ストレッチ」など著者独自の方法も。肩こり、腰痛など症状別チャート付。（甲田益也子）

大和なでしこ整体読本　三枝誠
体が変われば、心も変わる。「野口整体」「養神館合気道」などをベースに多くの身体を観てきた著者が、簡単に行える効果抜群の健康法を解説。

東洋医学セルフケア　365日　長谷川淨潤
風邪、肩凝り、腹痛など体の不調を自分でケアできる方法満載。整体、ヨガ、自然療法等に基づく呼吸法、運動等で心身が変わる。索引付。必携！

身体能力を高める「和の所作」　安田登
なぜ能楽師は80歳になっても颯爽と舞うことができるのか？「すり足」「新聞パンチ」等のワークで大腰筋を鍛え集中力をつける。（内田樹）

わたしが輝く　オージャスの秘密　蓮村誠監修　服部みれい
インドの健康法アーユルヴェーダでオージャスとは生命エネルギーのこと。オージャスを増やして元気で魅力的な自分になろう。モテる！　願いが叶う！

あたらしい自分になる本　増補版　服部みれい

著者の代表作。心と体が生まれ変わる知恵の数々。文庫化にあたり新たな知恵を追加。冷えとり、アーユルヴェーダ、ホ・オポノポノetc.　（辛酸なめ子）

わたしの中の自然に目覚めて生きるのです　増補版　服部みれい

生き方の岐路に立ったら。毎日の悩みにも。自分の中の「自然」が答えてくれる。心身にも、人間関係にも役立つ。推薦文＝北山耕平、吉本ばなな

自由な自分になる本　増補版　服部みれい

呼吸法、食べもの、冷えとり、数秘術、前世療法など で、からだもこころも魂も自由になる。文庫化にあたり一章分書き下ろしを追加。　（川島小鳥）

酒のさかな　高橋みどり

ささっと切ったり合わせたり、気のきいた器にちょっと盛ればでき上がり。ついつい酒が進む、名店「にぼし」店主・船田さんの無敵の肴98品を紹介。

くいしんぼう　高橋みどり

高望みはしない。ゆでた野菜を盛るくらい。でもごはんはちゃんと炊く。料理する、食べる、それを繰り返す、読んでおいしい生活の基本。（高山なおみ）

大好きな野菜　大好きな料理　有元葉子

この野菜ならこの料理！　29の野菜について、味の方向や調理法を変えたベストな料理を3つずつご紹介。あなたの野菜生活が豊かに変わります。

母のレシピノートから　伊藤まさこ

ロールキャベツやゆで卵入りのコロッケ……家族のために作られた懐かしい味の記憶とレシピ。文庫化にあたり、さらに新たな味わいを大幅加筆。

北京の台所、東京の台所　ウー・ウェン

料理研究家になるまでの半生、文化大革命などの出来事、北京の人々の暮らしの知恵、日中の料理について描く。北京家庭料理レシピ付。　（木村衣有子）

ひきこもりグルメ紀行　カレー沢薫

博多通りもんが恋しくて――。家から一歩も出たくない漫画家が「おとりよせ」を駆使してご当地グルメを味わい尽くす〝ぐうたら系〟食コラム。

味見したい本　木村衣有子

読むだけで目の前に料理や酒が現れるかのような食の本についてのエッセイ。古川緑波や武田百合子の食卓。居酒屋やコーヒーの本も。帯文＝高野秀行

品切れの際はご容赦ください

年収90万円でハッピーライフ　大原扁理
世界一周をしたり、隠居生活をしたり。「フツー」に進学、就職してなくても毎日は楽しい。ハッピー思考術と、大原流の衣食住で楽になる。（小島慶子）

ぼくたちは習慣で、できている。増補版　佐々木典士
先延ばししてしまうのは意志が弱いせいじゃない。良い習慣を身につけ、悪い習慣をやめるステップを55に増補。世界累計部数20万突破。（ｐｈａ）

ぼくたちに、もうモノは必要ない。増補版　佐々木典士
23カ国語で翻訳。モノを手放せば、毎日の生活も人との関係も変わる。手放す方法最終リストを大幅増補し、80のルールに！（やまぐちせいこ）

はたらかないで、たらふく食べたい　増補版　栗原康
カネ、カネ、カネの世の中で、ムダで結構。無用で上等。爆笑しながら解放される痛快社会エッセイ。文庫化にあたり50頁分増補。（早助よう子）

半農半Xという生き方【決定版】　塩見直紀
農業をやりつつ好きなことをする「半農半X」を提唱した画期的な本。就職以外の生き方、転職、移住後の生き方として。帯文＝藻谷浩介（山崎亮）

減速して自由に生きる　髙坂勝
自分の時間もなく働く人生よりも自分の店を持ち人と交流したいと開店。具体的なコツと、独立した生き方。一章分加筆。帯文＝村上龍（山田玲司）

自作の小屋で暮らそう　高村友也
好きなだけ読書したり寝たりできる。誰にも文句を言われず、毎日生活ができる。そんな場所の作り方。推薦文＝髙坂勝（かとうちあき）

ナリワイをつくる　伊藤洋志
暮らしの中で需要を見つけ月３万円の仕事を作り、それを何本か持てば生活は成り立つ。ＤＩＹ・複業・お裾分けを駆使し仲間も増える。（鷲田清一）

現実脱出論　増補版　坂口恭平
「現実」それにはバイアスがかかっている。目の前の「現実」が変わって見える本。文庫化に際し一章分「現実創造論」を書き下ろした。（安藤礼二）

自分をいかして生きる　西村佳哲
「いい仕事」には、その人の存在まるごと入ってるんじゃないか。『自分の仕事をつくる』から6年、長い手紙のような思考の記録。（平川克美）

かかわり方のまなび方　西村佳哲
「仕事」の先には必ず人が居る。自分を人を十全に活かすこと。それが「いい仕事」につながる。その方策を探った働き方研究第三弾。（向谷地生良）

人生をいじくり回してはいけない　水木しげる
水木サンが見たこの世の地獄と天国。人生、自然の流れに身を委ね、のんびり暮らそうというエッセイ。推薦文＝外山滋比古、中川翔子（大泉実成）

「ひきこもり」救出マニュアル〈実践編〉　斎藤環
「ひきこもり」治療に詳しい著者が、具体的な疑問に答えた、本当に役に立つ処方箋。理論編に続く、実践編。参考文献、「文庫版　補足と解説」を付す。

ひきこもりはなぜ「治る」のか？　斎藤環
「ひきこもり」研究の第一人者の著者が、ラカン、コフート等の精神分析理論でひきこもる人の精神病理を読み解き、家族の対応法を解説する。（井出草平）

人は変われる　高橋和巳
人は大人になった後でこそ、自分を変えられる。多くの事例をあげ「運命を変えて、どう生きるか」を考察した名著、待望の文庫化。（中江有里）

消えたい　高橋和巳
自殺欲求を「消えたい」と表現する、親から虐待された人々。彼らの育ち方、その後の人生、苦しみを丁寧にたどり、人間の幸せの意味を考える。（橋本治）

家族を亡くしたあなたに　キャサリン・M・サンダーズ　白根美保子訳
家族や大切な人を失ったあとには深い悲しみが長く続く。悲しみのプロセスを理解し乗り越えるための、思いやりにあふれたアドバイス。（中下大樹）

加害者は変われるか？　信田さよ子
家庭という密室で、DVや虐待は起きる。「普通の人」がなぜ？　加害者を正面から見つめ分析し、再発を防ぐ考察につなげた、初めての本。（牟田和恵）

パーソナリティ障害がわかる本　岡田尊司
性格は変えられる。「パーソナリティ障害」を「個性」に変えるために、本人や周囲の人がどう対応し、どう工夫したらよいかがわかる。（山登敬之）

生きるかなしみ　山田太一編
人は誰でも心の底に、様々なかなしみを抱きながら生きている。「生きるかなしみ」と真摯に直面し、人生の幅と厚みを増した先人達の諸相を読む。

ふしぎな社会 橋爪大三郎

第一人者が納得した言葉だけを集めて磨きあげた社会学の手引き書。人間の真実をぐいぐい開き、若い読者に贈る小さな（しかし最高の）入門書です。

承認をめぐる病 斎藤環

人に認められたい気持ちに過度にこだわると、さまざまな病理が露呈する。現代のカルチャーや事件から精神科医が「承認依存」を分析する。（土井隆義）

キャラクター精神分析 斎藤環

ゆるキャラ、初音ミク、いじられキャラetc.。現代日本に氾濫する数々のキャラたち。その諸相を横断し、究極の定義を与えた画期的論考。（岡崎乾二郎）

サヨナラ、学校化社会 上野千鶴子

東大に来て驚いた。現在を未来のための手段とし、偏差値一本で評価を求める若者。ここからどう脱却する？　丁々発止の議論満載。（北田暁大）

ひとはなぜ服を着るのか 鷲田清一

ファッションやモードを素材として、アイデンティティや自分らしさの問題を現象学的視線で分析する。「鷲田ファッション学」のスタンダード・テキスト。

学校って何だろう 苅谷剛彦

「なぜ勉強しなければいけないの？」「校則って必要なの？」等、これまでの常識を問いなおし、学ぶ意味を再び摑むための基本図書。（小山内美江子）

14歳からの社会学 宮台真司

「社会を分析する専門家」である著者が、社会の「本当のこと」を伝え、いかに生きるべきか、に正面から答えた。重松清、大道珠貴との対談を新たに付す。

終わりなき日常を生きろ 宮台真司

「終わらない日常」と「さまよえる良心」――オウム事件直後出版の本書は、著者のその後の発言の根幹である。書き下ろしの長いあとがきを付す。

人生の教科書
［よのなかのルール］ 藤原和博　宮台真司

〝バカを伝染（うつ）さない〟ための「成熟社会へのパスポート」です。大人と子ども、お金と仕事、男と女と自殺のルールを考える。（重松清）

逃走論 浅田彰

パラノ人間からスキゾ人間へ、住む文明から逃げる文明への大転換の中で、軽やかに〈知〉と戯れるためのマニュアル。

アーキテクチャの生態系　濱野智史

2ちゃんねる、ニコニコ動画、初音ミク……。日本独自の進化を遂げたウェブ環境を見渡す、新世代の社会分析。待望の文庫化。（佐々木俊尚）

「居場所」のない男、「時間」がない女　水無田気流

「世界一孤独」な男たちと「時限ばかり」の女たち。全員が幸せになる策はあるか――？ 社会を分断する溝に、気鋭の社会学者が向き合う。（内田良）

他人《ひと》のセックスを見ながら考えた　田房永子

人気の漫画家が、かつてエロ本ライターとして取材した風俗やAVから、テレビやアイドルに至るまで、男女の欲望と快楽を考える。（樋口毅宏）

ファッションフード、あります。　畑中三応子

ティラミス、もつ鍋、B級グルメ……激しくはやりすたりを繰り返す食べ物から日本社会の一断面を切り取った痛快な文化史。年表付。（平松洋子）

9条どうでしょう　内田樹／小田嶋隆／平川克美／町山智浩

「改憲論議」の閉塞状態を打ち破るには、「虎の尾を踏むのを恐れない」言葉の力が必要である。四人の書き手によるユニークな洞察が満載の憲法論！

反社会学講座　パオロ・マッツァリーノ

恣意的なデータを使用し、権威的な発想で人に説教する困った学問「社会学」の暴走をエンターテイメントな議論で撃つ！ 真の啓蒙は笑いから。

日本の気配 増補版　武田砂鉄

「個人が物申せば社会の輪郭はボヤけない」。最新の出来事にも、解決されていない事件にも粘り強く憤る。その後の展開を大幅に増補。（中島京子）

狂い咲け、フリーダム　栗原康編

国に縛られない自由を求めて気鋭の研究者が編む。大杉栄、伊藤野枝、中浜哲、朴烈、金子文子、平岡正明、田中美津ほか。帯文＝ブレイディみかこ

花の命はノー・フューチャー　ブレイディみかこ

移民、パンク、LGBT、貧困層。地べたから見た英国社会をスカッとした笑いとともに描く。200頁分の大幅増補！ 推薦文＝佐藤亜紀（栗原康）

ジンセイハ、オンガクデアル　ブレイディみかこ

貧困、差別。社会の歪みの中の「底辺託児所」シリーズ誕生。著者自身が読み返す度に初心にかえるという珠玉のエッセイを収録。

コメント力 齋藤孝

オリジナリティのあるコメントを言えるかどうかで「おもしろい人」、「できる人」という評価が決まる。優れたコメントに学べ！

段取り力 齋藤孝

仕事でも勉強でも、うまくいかない時は「段取りが悪かったのではないか」と思えば道が開かれる。段取り名人となるコツを伝授する！ （池上彰）

齋藤孝の速読塾 齋藤孝

二割読書法、キーワード探し、呼吸法から本の選び方まで著者が実践する「脳が活性化し理解力が高まる」夢の読書法を大公開！ （水道橋博士）

論語 齋藤孝訳

「学ぶ」ことを人生の軸とする。——読み直すほどに新しい東洋の大古典『論語』。読みやすい現代語訳に原文と書き下し文をあわせ収めた新定番。

55歳の教科書 藤原和博

人生は、後半こそが楽しい！ 上り調子に坂を上る人生を歩むために50代までに何を準備すればいいのか、本当に必要なことを提案する。 （森川亮）

45歳の教科書 藤原和博

「40代半ばの決断」が人生全体の充実度を決める。元気が湧いてくる人生戦略論。迷える世代に向けてのアドバイス。巻末に為末大氏との対談を附す。

35歳の教科書 藤原和博

「みんな一緒」から「それぞれ一人一人」になったこの時代、新しい大人になるため、生きるための自分だけの戦略をどうたてるのか？ （古市憲寿）

あなたの話はなぜ「通じない」のか 山田ズーニー

進研ゼミの小論文メソッドを開発し、考える力、書く力の育成に尽力してきた著者が「話が通じるための技術」を基礎のキソから懇切丁寧に伝授！

伝達の整理学 外山滋比古

大事なのは、知識の詰め込みではない。思考をいかに伝達するかである。AIに脅かされる現代人の知のあるべき姿を提言する、最新書き下ろしエッセイ。

アイディアのレッスン 外山滋比古

しなやかな発想、思考を実生活に生かすには？ たんなる思いつきを〝使えるアイディア〟にする方法をお教えします。『思考の整理学』実践篇。

トランプ自伝
ドナルド・トランプ／トニー・シュウォーツ　相原真理子訳
一代で巨万の富を築いたアメリカの不動産王ドナルド・トランプが、その華麗なる取引の手法を赤裸々に明かす。（ロバート・キヨサキ）

スタバではグランデを買え！
吉本佳生
身近な生活で接するものやサービスの価格を、やさしい経済学で読み解く。「取引コスト」という概念で学ぶ、消費者のための経済学入門。（西村喜良）

「社会を変える」を仕事にする
駒崎弘樹
元ITベンチャー経営者が東京の下町で始めた「病児保育サービス」が全国に拡大。「地域を変える」が「世の中を変える」につながった。

戦略読書日記
楠木建
『一勝九敗』から『日本永代蔵』まで。競争戦略の第一人者が自著を含む22冊の本との対話を通じて考えた戦略と経営の本質。（出口治明）

仕事に生かす地頭力
細谷功
仕事とは何なのか？　本当に考えるとはどういうことか？　ストーリー仕立てで地頭力の本質を学び、問題解決能力が自然に育つ本。（海老原嗣生）

増補　転落の歴史に何を見るか
齋藤健
奉天会戦からノモンハン事件に至る34年間、日本は内発的改革を試みたが失敗し、敗戦に至った。近代史を様々な角度から見直し、その原因を追究する。

座右の古典
鎌田浩毅
読むほどに教養が身につく！　古今東西の必読古典50冊を厳選し項目別に分かりやすく解説。京大人気教授が伝授する、忙しい現代人のための古典案内。

新版　一生モノの勉強法
鎌田浩毅
京大人気No.1教授が長年実践している時間術、ツール術、読書術から人脈術まで、最適の戦略を余すところなく大公開。「人間力を磨く」学び方とは？

「読まなくてもいい本」の読書案内
橘玲
時間は有限だから「古いパラダイムで書かれた本」は捨てよう！　「今、読むべき本」が浮かび上がる驚きの読書術。文庫版書き下ろしを付加。（吉川浩満）

ほんとうの味方のつくりかた
松浦弥太郎
一人の力は小さいから、豊かな人生に〈味方〉の存在は欠かせません。若い君に贈る、大切な味方の見つけ方と育て方を教える人生の手引書。（水野仁輔）

ちくま文庫

風邪《かぜ》の効用《こうよう》

二〇〇三年二月十日　第　一　刷発行
二〇二三年六月五日　第二十六刷発行

著　者　野口晴哉（のぐち・はるちか）
発行者　喜入冬子
発行所　株式会社　筑摩書房
東京都台東区蔵前二―五―三　〒一一一―八七五五
電話番号　〇三―五六八七―二六〇一（代表）

装幀者　安野光雅
印刷所　明和印刷株式会社
製本所　株式会社積信堂

ISBN978-4-480-03807-4　C0147